Massa Muscolare

Aumenta la massa muscolare senza errori grazie a questo manuale completo.

Manin Pedalo

MASSA MUSCOLARE

Aumenta la massa muscolare senza errori grazie a questo manuale completo

Indice dei contenuti

•

•

•

•

•

•

•

•

•

•

•

Queste informazioni non sono presentate da un medico e hanno uno scopo esclusivamente educativo e informativo. Il contenuto non intende sostituire la consulenza, la diagnosi o il trattamento di un medico professionista. Rivolgiti sempre al tuo medico o a un altro operatore sanitario qualificato per qualsiasi domanda relativa a una condizione medica. Non ignorare mai il parere di un medico professionista né ritardare la sua richiesta a causa di qualcosa che hai letto o sentito.

INTRODUZIONE

Il corpo funziona in modi misteriosi, ma se non ha un movimento continuo e agevole e un'alimentazione corretta, potrebbe causarci molti problemi. Oggi molte persone si stanno rendendo conto di quanto l'esercizio fisico e la dieta siano preziosi per loro, eppure in molti faticano a capire cosa sia meglio per il proprio corpo in termini di allenamento e dieta. Parte del problema è che informazioni fuorvianti hanno portato fuori strada diverse persone, compresi gli atleti professionisti. Il fatto è che quando ti alleni devi far lavorare tutte le parti del corpo. In armonia, devi seguire una dieta bilanciata che includa le necessità dell'organismo, come carboidrati, fibre, grassi, proteine e così via. Una volta raggiunto l'equilibrio, potrai iniziare a scolpire i muscoli e a lavorare per ottenere un fisico straordinario. A tal proposito, possiamo parlare di tipi di allenamento, diete, nutrienti e così via per aiutarti a capire cosa è meglio per te. Possiamo anche prendere in considerazione le informazioni fuorvianti, che per anni hanno mandato fuori strada le persone, per aiutarti a capire cosa devi evitare mentre lavori per scolpire i muscoli e raggiungere un fisico mozzafiato. Ora scopri cosa dovresti sapere su come scolpire i muscoli, su un fisico mozzafiato, sulla dieta e sull'esercizio fisico.

COSA C'È DA SAPERE SU COME SCOLPIRE I MUSCOLI

Il corpo lavora in modo enigmatico, tuttavia, se non ha un movimento continuo e un'alimentazione corretta, il corpo è destinato a provocare rigetti, malattie, infortuni e dolori duraturi. Molti abitanti di oggi stanno raggiungendo la speranza attraverso la disperazione, rendendosi conto di quanto l'allenamento e l'alimentazione siano preziosi per loro. Tuttavia, molti sono sotto pressione nel tentativo di decidere cosa sia meglio per il proprio corpo in termini di allenamento e dieta. Parte del dilemma sta nel fatto che le notizie confuse hanno mandato fuori strada diverse persone, compresi gli atleti professionisti. Il fatto è che quando ti alleni devi far lavorare tutte le parti del corpo, mantenendo così l'equilibrio. Di conseguenza, devi seguire una dieta equilibrata, che includa le necessità dell'organismo, come carboidrati, fibre, grassi, proteine e così via. Una volta raggiunto l'equilibrio, potrai iniziare a scolpire i muscoli e a lavorare per ottenere un fisico da urlo. Tenendo conto di questo, possiamo discutere i tipi di allenamento, le diete, i nutrienti e così via per aiutarti a capire cosa è meglio per te. Possiamo anche prendere in considerazione rapporti fuorvianti o confusi, che hanno mandato fuori strada le persone per decenni. Possiamo discutere i dettagli per aiutarti a capire cosa devi evitare mentre lavori per scolpire i muscoli e raggiungere un fisico straordinario.

Nel corso dei decenni gli allenatori e altri hanno detto a chi si allenava che per scolpire i muscoli bisognava aumentare i pesi. In altre parole, se lavori con i manubri iniziando con 30 libbre per un breve periodo, dovresti aggiungere 5 libbre, aumentando così il peso. Questo non è affatto vero. In realtà, quello che stai facendo è un allenamento che ti porterà a un grave infortunio. I muscoli devono mantenere l'equilibrio in qualsiasi tipo di allenamento. Anche le ripetizioni sono importanti per l'equilibrio. Se inizi con 4-6 ripetizioni, dovresti mantenere l'equilibrio. Con il tempo, costruirai i muscoli e li scolpirai, anziché strapparli.

Allo stesso modo, probabilmente avrai sentito dire che quando inizi una dieta devi evitare grassi, colesterolo, calorie e simili. Questa è una delle nozioni confuse trasmesse attraverso i canali di comunicazione, che ha causato molte carenze. Il fatto è che hai bisogno di tutti i nutrienti che il tuo corpo richiede; in caso contrario, rischierai di avere delle carenze. Quello che devi fare è bilanciare la tua dieta con tutti i nutrienti, pur mantenendo i nutrienti a un livello regolamentato. Ad esempio, puoi scaglionare i pasti che includono i carboidrati. Invece di consumare tre pasti al giorno, mangia circa cinque porzioni più piccole al giorno. Devi anche mantenere degli orari.

Quando inizi a fare esercizi, devi puntare sulla flessibilità, che migliorerà la capacità del corpo di muoversi liberamente. Gli esercizi devono includere routine di stretching. Infatti, il riscaldamento e gli allungamenti dovrebbero essere l'inizio di ogni routine di esercizi prima di allenarsi completamente. Allo stesso modo, dovresti eseguire degli allungamenti e dei raffreddamenti dopo aver completato un allenamento completo.

Ora che conosci alcuni dettagli che possono aiutarti a iniziare, tieni presente che quando inizi ad allenarti devi includere allenamenti di resistenza, di forza e di durata. Allo stesso modo, devi includere allenamenti cardio, tra cui l'aerobica. Alcuni dei migliori esercizi che non richiedono l'uso di macchine sono la danza o l'aerobica. La combinazione di questi due esercizi può dare risultati straordinari, aiutandoti a scolpire i muscoli e a lavorare per ottenere un fisico da urlo.

Una cosa che dovresti fare prima di iniziare l'allenamento e la dieta è contattare il tuo medico. Il tuo medico può aiutarti a evitare esercizi che potrebbero danneggiarti a causa di infortuni precedenti. Ora puoi iniziare a lavorare per ottenere il corpo che desideri.

LA SCULTURA DEL CORPO E IL RAGGIUNGIMENTO DEL FISICO CHE DESIDERI

Il corpo è costituito da vari componenti, tra cui ossa, articolazioni, tendini, muscoli, legamenti, tessuti, cellule e simili. Tutti gli elementi del corpo giocano un ruolo fondamentale nell'esercizio fisico e nella dieta. I tendini, le articolazioni e i legamenti sono importanti da capire, poiché le articolazioni svolgono un ruolo fondamentale nella crescita delle ossa. Quindi, conoscere gli esercizi giusti è importante quanto allenarsi con costanza per raggiungere i propri obiettivi. I muscoli sono l'influenza, il potere, la forza, la resistenza, il peso e la potenza del nostro corpo che favoriscono la nostra capacità di muoverci, sederci, stare in piedi e così via.

Per far lavorare i muscoli per ottenere un fisico scolpito devi far lavorare tutte le parti del corpo senza sovraccaricare le articolazioni. Inoltre, mentre lavori per scolpire il corpo, devi seguire una dieta sana che includa proteine, carboidrati, aminoacidi, fibre, calorie, grassi, colesterolo e simili, ma devi mantenere una dieta adatta al tuo tipo di corpo. Sebbene la maggior parte delle persone ritenga che i grassi in un piano alimentare favoriscano l'aumento di peso, il fatto è che l'organismo necessita di una quantità equilibrata di grassi per funzionare correttamente.

I componenti dei muscoli comprendono i muscoli, le fibre, la miofibrilla, l'actina, la miosina e il sarcomero. Anche in questo caso, ogni parte dei muscoli svolge un ruolo importante per scolpire i muscoli. Ad esempio, la fibra muscolare compone diversi volumi di massa. Alcune persone si allenano credendo che l'aumento della massa muscolare sia la soluzione per ottenere la scultura del corpo. Tuttavia, è necessario fare di più per ottenere una scultura che promuova vari aspetti del corpo. Gli esercizi devono quindi includere resistenza, aerobica, resistenza, pesi e così via.

L'obiettivo dell'esercizio fisico non è allenarsi fino allo sfinimento, ma piuttosto lavorare per ottenere costanza, stabilità e resistenza attraverso le ripetizioni senza modificare i pesi. In altre parole, l'allenamento richiede che tu mantenga un livello di peso e che ti attenga a ripetizioni costanti. La routine di allenamento ideale dovrebbe essere di circa tre volte a settimana. Ovviamente puoi allenarti a intervalli più piccoli durante la settimana, ma gli allenamenti completi dovrebbero rimanere costanti a tre volte a settimana. Per aiutarti a capire come funziona, possiamo considerare una routine di allenamento abbinata a una dieta.

Per esempio, se inizi a lavorare con le macchine da ginnastica di base in palestra che si concentrano su tutte le parti del corpo, lavorando a basse ripetizioni e con un peso ridotto, in circa un paio di settimane noterai una scultura del corpo. Ora, se combinassi aerobica e dieta, potresti allenarti per due settimane e raggiungere una maggiore tonicità e compattezza del corpo. Se continui la routine per un paio di mesi, avrai raggiunto un corpo scolpito. Tuttavia, è necessario avere costanza e continuità per mantenere la linea. Se inizi e interrompi le routine di allenamento, puoi solo danneggiare il corpo in futuro. In particolare, se inizi e interrompi l'allenamento con i pesi, aumenterai di peso e ti sentirai più spesso affaticato. Di conseguenza, non dovresti mai iniziare e interrompere gli esercizi e la dieta.

Anche in questo caso, durante l'allenamento devi tenere presente che devi far lavorare tutte le aree del corpo senza usare pesi che applichino un sovraccarico di pressione sulle articolazioni. Se ti ferisci alle articolazioni, ai tendini, ai tessuti e ai legamenti, sentirai dolore per molto tempo. La resistenza è importante anche quando si lavora per scolpire il corpo. Se applichi un volume elevato di resistenza ai muscoli, non fai altro che lavorare contro di essi e quindi il cambiamento complessivo porterà a problemi nel lungo periodo. Anche in questo caso, quando prendi in considerazione gli esercizi e la dieta tieni sempre presente la tua corporatura, perché gioca un ruolo fondamentale nel lavoro di scolpimento del corpo.

COME SCOLPIRE I MUSCOLI COSTRUIRE UN CORPO MUSCOLOSO ATTRAVERSO LA SCULTURA

miti sfatati

Un antico detto dice che più semi si seminano, più frutti si ottengono. Questo è il motivo per cui studiamo duramente e a lungo per ottenere voti migliori, gli atleti passano più tempo in pista per affinare le loro capacità, i musicisti trascorrono molte ore ad esercitarsi per diventare maestri, ecc. Secondo una logica simile, anche tu devi allenarti in palestra per molte ore per raccogliere i frutti di un corpo muscoloso e ben sviluppato. Sebbene la logica possa risultare corretta, è molto sbagliata. Immagina cosa succederebbe se dovessi allenarti in palestra per 8 ore al giorno. Il tuo corpo diventerebbe fuori forma e il tuo sistema immunitario ne risentirebbe molto. In realtà, non è tanto più l'allenamento quanto più l'allenamento è equilibrato a produrre qualsiasi tipo di beneficio per i tuoi muscoli.

Ora starai pensando a come un allenamento minore possa portare a una muscolatura migliore e se sono fuori di testa. La risposta è sì per la prima domanda e no per la seconda. Prima di proseguire la discussione, dobbiamo comprendere le basi del bodybuilding.

All'interno del nostro corpo avvengono migliaia di processi il cui scopo principale è quello di mantenere il nostro corpo in buona forma. Questi processi ci mantengono sani, robusti e privi di malattie. Attraverso secoli di evoluzione, il nostro corpo ha imparato ad adattarsi alle condizioni variabili di temperatura e ad altri fattori. Il nostro corpo invia dei segnali che indicano quando l'organismo ha bisogno di qualcosa. Se il corpo è colpito da qualcosa, i segnali arriveranno anche in questo caso. Sentiamo fame quando i livelli di glucosio nel nostro corpo scendono al di sotto di una certa soglia. Sentiamo sete quando i liquidi corporei si esauriscono oltre un certo livello. Starnutiamo quando siamo allergici a un certo tipo di odore. Il nostro corpo può abbronzarsi in caso di esposizione eccessiva alla luce del sole. Numerose altre reazioni vengono stimolate da determinati fattori anche quando il corpo è esposto al sole. Tuttavia, cosa succede quando sforziamo troppo i muscoli in palestra? Ovviamente si ingrossano. Questo accade a causa di una reazione dell'organismo dovuta alla resistenza extra che deve affrontare e superare. Quando ti alleni oltre un certo livello, i tuoi muscoli aumentano di dimensioni per far fronte alla resistenza crescente. Se continui ad aumentare la resistenza ogni settimana, anche i tuoi muscoli aumenteranno e il tuo corpo sarà in grado di gestire una maggiore resistenza.

Tutto questo guadagno muscolare è quasi semplice come sembra, ma ciò che manca è un fatto che tutti noi dobbiamo sapere. I nostri muscoli possono crescere in modo sano solo se hanno a disposizione un tempo sufficiente per recuperare dallo sforzo. Se non gli fornisci un tempo di recupero adeguato, non possono continuare a crescere. Dopotutto, non hai forse bisogno di una buona notte di sonno dopo una giornata di duro lavoro? Immagina il tuo stato di salute se continuassi ad allenarti senza sosta.

Il nostro obiettivo in palestra dovrebbe essere quello di ottenere il massimo risultato con il minimo sforzo. Una volta che hai pompato più ferro di quanto il tuo corpo possa fare in condizioni normali, hai messo in moto il processo di costruzione muscolare. Tuttavia, se sforzerai ulteriormente il tuo corpo, i tempi di recupero si allungheranno e il tuo sistema immunitario subirà dei danni.

Non devi esagerare con le serie. L'uso di pesi elevati durante l'allenamento può causare danni irreparabili al tuo corpo. Perciò dobbiamo fare solo ciò che è utile. Allenati in palestra solo per 3-4 giorni e fai solo 6-8 serie per il petto, la schiena o la coscia e 2-4 serie per il resto delle parti. Non allenarti per più di un'ora in una sola seduta.

Segui queste semplici linee guida per avere un corpo muscoloso equilibrato, ben scolpito e sano. Ora puoi imparare a guadagnare muscoli scolpendo il corpo.

COME AUMENTARE I MUSCOLI SCOLPENDO IL CORPO

Tutti noi meritiamo un bel corpo scolpito. Le curve migliorano il nostro stile di vita, non solo aumentando la nostra autostima, ma anche la nostra energia per continuare a vivere con successo. L'aspetto negativo è che la maggior parte delle persone non ha idea di come scolpire correttamente il corpo durante l'allenamento. La maggior parte delle persone si reca in palestra con l'intenzione di scolpire il corpo, ma molti iniziano a commettere gli stessi errori che altri hanno commesso durante il percorso. Gli allenatori potrebbero dirti che le ripetizioni e l'aumento del peso sono il modo per scolpire i muscoli, ma questa nozione è ben lontana dalla verità. Le persone credono che aggiungere altri pesi con più ripetizioni e aumentare i pesi per ogni serie sia l'ideale per scolpire il corpo. Questo concetto non fa altro che vanificare lo scopo.

Certo, se utilizzi questa strategia i muscoli si consumeranno e gradualmente raggiungerai un certo grado di scultura del corpo, ma è necessario fare di più per raggiungere, mantenere ed estendere i muscoli per scolpire il corpo. Con la crescita, il nostro corpo si adatta a varie funzioni. Abbiamo bisogno di una resistenza adeguata per mantenere i muscoli stabili. Di conseguenza, tieni presente che dovrai apportare delle piccole modifiche durante l'allenamento, ma la strada da percorrere è quella della continuità. Gli aumenti progressivi derivano dalla costanza.

Una volta iniziato ad allenarti, dovresti stabilire una routine di tre volte a settimana. Man mano che inizi ad allenarti, mantieni un equilibrio costante e allenati in meno tempo. Man mano che il tuo corpo impara ad adattarsi, modifica di conseguenza i tempi degli allenamenti. Questo ti aiuterà a raggiungere un risultato sano. Quando inizierai ad aumentare i pesi e le ripetizioni, noterai presto i cambiamenti del corpo, che includono lo sviluppo dei tessuti. Nel corso del tempo i tessuti cresceranno, contribuendo a formare un corpo sano e scolpito.

Il numero di ripetizioni consigliato è di circa quattro-sei. Le ripetizioni a ritmo costante ti aiuteranno a rafforzare i muscoli e a ridurre i rischi di lesioni e malattie. Se utilizzi un numero inferiore di ripetizioni, vanifichi il tuo scopo: le ripetizioni con un peso inferiore formano e tagliano le curve, scolpendo il corpo.

Quando inizi ad allenarti è importante allungare i muscoli e riscaldarti per l'esercizio. Le routine di riscaldamento e gli allungamenti rilassano il corpo, favorendo la flessibilità. Durante l'allenamento è anche importante evitare gli esercizi che stressano le articolazioni. Le cartilagini o le articolazioni possono essere tessuti elastici e resistenti; tuttavia, le articolazioni influenzano le ossa e il loro processo di crescita. In altre parole, a prescindere dalla robustezza dei tessuti, le articolazioni, se lesionate, possono portare a gravi complicazioni.

Quando ti alleni, devi usare ripetizioni più basse e pesi consistenti. In altre parole, se inizi con i manubri sollevando 20 libbre, mantieni i pesi costanti. Se arrivi a un momento in cui devi aumentare i pesi, segui lo stesso schema. Per ottenere i migliori risultati, l'allenamento deve includere esercizi di resistenza, resistenza, cardio-allenamento, come l'aerobica, e pesi.

Online sono disponibili diversi attrezzi per l'esercizio fisico che sostengono di darti un corpo sodo. Le donne possono beneficiare di Trans Firmer, che scolpisce i muscoli, brucia i grassi e trasforma il corpo in un'opera d'arte. L'attrezzo è relativamente conveniente, ma tieni presente che non è sufficiente per ottenere un corpo scolpito e tonico. Quando acquisti un attrezzo ginnico, tieni presente che devi seguire le linee guida spesso incluse nella confezione, poiché seguire le routine può aiutarti a ottenere i migliori risultati.

Per quanto riguarda gli esercizi di resistenza, puoi prendere in considerazione la corsa, il jogging, la bicicletta, il pattinaggio, il nuoto e la camminata. Camminare e nuotare insieme possono tonificare il corpo in tempi relativamente brevi.

COME SCOLPIRE I MUSCOLI COSTRUIRE UN CORPO MUSCOLOSO

Cosa fare quando si avvicina l'estate

L'estate è il periodo in cui tutti vogliamo rilassarci sotto il sole e giocare a beach volley. È il momento in cui tutti partecipiamo ai barbecue, stiamo seduti in spiaggia per molte ore e partecipiamo alle feste in piscina a casa dei nostri amici. È il momento in cui tutti ci togliamo la maglietta per mettere in evidenza i nostri splendidi muscoli scolpiti e i nostri corpi solidi come la roccia su cui abbiamo trascorso gli ultimi mesi. Nessuno di noi vuole andare in giro con un corpo flaccido e sciolto. Tuttavia, non tutti sono così fortunati. Ci deve essere un modo per ottenere una forma fisica da urlo in un paio di mesi. Ora ti chiederai come. Continua a leggere per scoprire la risposta.

La maggior parte delle persone che si rimettono in forma in un paio di mesi in genere riducono i pesi e aumentano il numero di ripetizioni. Questo è di gran lunga il metodo più popolare e accettato per costruire un corpo ben scolpito e muscoloso nel giro di un paio di mesi. In effetti, questo è il consiglio che ti viene dato dalla maggior parte degli istruttori di palestra. Ti diranno che i pesi pesanti ti aiuteranno a ingrossare i muscoli e che i pesi più bassi ti daranno quei tagli sui muscoli che li faranno sembrare un capolavoro scolpito.

Tuttavia, è vero? È davvero il modo migliore per farlo? Credimi, è una vera e propria spazzatura. Non solo è fuorviante, ma è anche dannoso per il tuo corpo. Nessuna spiegazione logica può spiegare le teorie. Tutti coloro che hanno prescritto questo tipo di routine non hanno fatto altro che sprecare il tempo di tutte le persone che hanno bisogno di un corpo muscoloso.

Una cosa deve essere ben chiara nella tua mente: come l'evoluzione ha richiesto i suoi tempi, anche il tuo corpo impiegherà del tempo per rimettersi in forma. L'impegno che dedichi all'allenamento non ha pillole o macchine magiche che possano aiutarti a dimagrire all'istante. È praticamente impossibile ridurre semplicemente il grasso da una parte del corpo mantenendo le altre. Fare più esercizi di panca con pesi più piccoli non brucerà mai i grassi dal tuo petto nel modo in cui immagini o li farà apparire più duri o ben scolpiti.

Ogni volta che metti le mani sul bilanciere o fai ruotare i pugni intorno ai manubri, il tuo unico obiettivo è quello di far crescere il più possibile i muscoli. Tieni presente che non esistono esercizi di sollevamento pesi in grado di farti ottenere quei tagli che tutti invidiamo nei corpi splendidamente scolpiti degli uomini muscolosi.

Come fare quindi per ottenere quei tagli in modo efficiente ed efficace? La risposta sta nel ridurre i livelli di grasso del corpo in modo che i muscoli siano visibili. Prova questi due metodi per eliminare il grasso dal tuo corpo:

1. Cambia un po' la tua dieta. Scegliete cibi più sani e integrali. Riduci l'apporto calorico a circa 15 volte il tuo peso corporeo. Mangia meno e più frequentemente durante la giornata. Questo ti aiuterà a mantenere le tue attività metaboliche attive in ogni momento della giornata e a continuare a bruciare grassi per tutto il giorno. Evita i fritti e gli altri cibi oleosi. Sostituiscili con carboidrati a basso contenuto proteico e a basso contenuto glicemico. Bevi più acqua. Bevi almeno 15-20 bicchieri d'acqua ogni giorno. Aiuta a sciogliere le tossine dal corpo.

2. Cambia il modo in cui fai gli allenamenti cardio. Invece della vecchia tecnica delle lunghe sessioni con pesi moderati, prova a fare allenamenti cardio più brevi con più pesi. Questo aumenterà il metabolismo del tuo corpo a livelli enormi e ti aiuterà a bruciare i grassi anche quando non ti stai allenando.

Inoltre, non combinare mai le sessioni di cardio-workout con gli allenamenti con i pesi, che dovrebbero essere eseguiti in giorni separati per ottenere risultati migliori.

Spero che queste tecniche aiutino il tuo corpo ad apparire come un capolavoro muscolare splendidamente scolpito per tutta la prossima estate.

COME SCOLPIRE I MUSCOLI PER OTTENERE UN FISICO DA URLO

Costruire il tuo corpo: Cosa fare quando si incontra un muro

Capita spesso che le persone si lamentino di aver toccato il muro, la loro forza e la loro resistenza sembrano non aumentare più. Queste persone si lamentano del fatto che, nonostante l'aumento dell'apporto proteico e degli allenamenti, la forza e la resistenza sembrano essere rimaste ferme. Il motivo per cui scrivo questo articolo è quello di aiutarti a capire quali effetti hanno le azioni di cui sopra sul tuo corpo e come risolvere il problema della stagnazione.

Per prima cosa, dobbiamo capire che la crescita del nostro corpo è molto più complicata del semplice nutrirsi di più proteine e pompare più ferro. Gli ormoni, i recettori ormonali, le ghiandole, gli enzimi, il pH della membrana cellulare ecc. regolano la crescita del nostro corpo.

La crescita dell'organismo funziona con lo stimolo di segnali che causano il ringiovanimento e l'aumento dei tessuti del corpo. Lo stimolo è attivato da vari agenti come ormoni, steroidi ecc.

Tuttavia, a volte accade che i recettori della membrana cellulare si disattivino e smettano di rispondere a questi agenti stimolanti. Questa è la fase in cui la crescita del tuo corpo si arresta completamente. Questa spiegazione è importante per capire che per rinnovare la crescita, le membrane cellulari del tuo corpo devono essere riattivate. Questo richiede un po' di tempo e alcuni sforzi da parte tua.

La riattivazione dipende dalla capacità del tuo corpo di rivitalizzare i recettori. La rivitalizzazione è il punto di partenza per la riattivazione e tutto questo richiede del tempo per iniziare. Questo processo prevede una disintossicazione quotidiana dell'organismo e il passaggio a una dieta adeguata. La dieta così studiata dovrebbe ridurre lo stress del fegato per regolare meglio la ripartizione dei grassi e delle proteine.

Ora, cosa puoi fare? Dobbiamo capire che un piccolo cambiamento nella nostra dieta comporterà una perdita di muscoli e di peso. Tuttavia, questa è solo una fase temporanea ed è come fare un passo indietro per farne un altro in avanti. Dopo aver toccato il fondo, tutti devono passare attraverso la fase di disintossicazione, che porta alla perdita di peso e di muscoli.

La maggior parte delle persone pensa che consumare più proteine ogni giorno le aiuterà a non aumentare di peso e finisce per mangiare enormi quantità di proteine ogni giorno, alcune delle quali arrivano anche a 500 g di proteine al giorno. Quello che queste persone non capiscono è che proprio queste proteine sono la causa della loro crescita corporea stagnante. Questo perché l'eccessiva assunzione di proteine porta a un eccesso di aminoacidi nell'organismo e per eliminare questi aminoacidi in più il corpo li converte in grassi o carboidrati, costringendo il fegato a fare gli straordinari e ad affaticarlo con i sottoprodotti tossici che la decomposizione delle proteine produce.

Anche i prodotti a basso contenuto di carboidrati possono compromettere gravemente la capacità di bruciare i grassi del tuo corpo. Sostanze chimiche come etanolo, sorbitolo e glicerina si trovano comunemente nella maggior parte di questi prodotti e deteriorano la capacità del fegato di elaborare grassi e zuccheri.

Segui questi consigli per bruciare i grassi e aumentare i muscoli:

1. Mangia più frutta fresca durante il giorno: aiuta ad aumentare il ritmo del processo di disintossicazione.

2. Mangia cibi integrali invece di cibi elaborati per qualche giorno.

3. Prenditi una pausa dal tuo programma di allenamento.

4. Smetti di mangiare cibi a basso contenuto di carboidrati che contengono sorbitolo.

5. Evita l'alcol.

6. Integrare la tua dieta con vitamine e minerali.

7. Controlla l'assunzione di sale. Non sospenderlo completamente, ma evita le quantità eccessive.

8. Evita tutti gli altri integratori che potresti aver assunto in precedenza.

Spero che questi consigli ti siano utili e che ti aiutino a portare i tuoi muscoli in una forma ancora migliore di prima. Capire le basi può aiutarti a raggiungere buoni risultati nell'allenamento muscolare.

COME SCOLPIRE I MUSCOLI COMPRENDENDO LE NOZIONI DI BASE

Costruire un corpo muscoloso:

Il sogno di ogni uomo che va in palestra è quello di avere un corpo che assomigli a una splendida scultura di muscoli. Tuttavia, la maggior parte degli uomini non conosce il meccanismo che si attiva nel nostro organismo e che fa sì che i muscoli del nostro corpo ingrassino e si rafforzino.

Uno degli errori più comuni che le persone commettono in palestra è il sovraccarico di pesi. Pensano che più pesi sollevano, più il loro corpo diventerà forte e scolpito. In realtà, queste persone non fanno altro che sprecare il loro tempo prezioso in un'attività inutile e finiscono per danneggiare il loro corpo.

Sebbene i muscoli aumentino solo con l'aumento del carico, devi tenere presente che il sollevamento graduale del peso è importante durante l'allenamento per scolpire i tuoi muscoli. Il nostro corpo cresce solo perché si adatta all'aumento della resistenza a cui è sottoposto. È estremamente importante che tu tenga presente che il nostro corpo può adattarsi solo a piccoli cambiamenti alla volta. Anche se continuare con gli stessi pesi porterà agli stessi risultati, solo un aumento progressivo porterà a un cambiamento progressivo.

Le ripetizioni con pesi più alti ti permettono di aumentare il carico sui muscoli. Questo, a sua volta, porta alla formazione di nuovi tessuti in quella regione muscolare che, nel corso del tempo, aumentano le dimensioni del muscolo. Questi muscoli saranno in grado di sopportare uno stress ancora maggiore e quindi contribuiranno alla formazione di altri tessuti.

Il range di ripetizioni più efficace è compreso tra quattro e sei per quasi tutti gli esercizi. La maggior parte delle persone crede che queste ripetizioni con un peso inferiore possano causare lesioni. Al contrario, questo aiuta a ridurre ogni possibilità di infortunio perché i muscoli hanno tutto il tempo di adattarsi all'aumento della resistenza.

Un minor numero di ripetizioni non farà apparire i tuoi fianchi flaccidi o gonfi. Al contrario, un minor numero di ripetizioni con i pesi ti aiuterà a formare quei tagli che faranno apparire il tuo corpo come un capolavoro muscolare scolpito.

Tuttavia, quali pesi scegliere? I primi giorni in palestra saranno solo un periodo di tentativi. Ti serviranno alcuni giorni per capire qual è il peso giusto per iniziare. Come idea, il peso con cui fai più di sei ripetizioni è troppo leggero. Quando riesci a fare facilmente sei serie con un determinato peso, è il momento di passare al peso superiore. L'aumento è questo flusso progressivo nel sollevamento pesi, che aumenta i muscoli. Quattro o sei ripetizioni di pesi più alti saranno sempre più efficaci per l'aumento dei muscoli rispetto a un numero maggiore di ripetizioni di pesi più bassi.

Un'altra cosa importante da tenere a mente è il riscaldamento. Il riscaldamento deve essere sufficiente ad avviare il corretto flusso sanguigno nei tessuti. Non deve essere esagerato, in modo tale da perdere tutte le energie per eseguire le ripetizioni più pesanti. L'intero scopo viene vanificato se i muscoli si stancano ancora prima di essere sforzati al massimo.

Tuttavia, dopo il riscaldamento, il numero di serie che sarai in grado di eseguire sarà solo uno o due, ma saranno più che sufficienti se eseguite correttamente. Dopotutto, è la qualità dell'allenamento a portare i risultati desiderati e non la quantità.

Il motivo è quello di stimolare il muscolo alla crescita. Questo avviene facendo un numero minore di ripetizioni con pesi più alti. È meglio usare solo il peso che riesci a gestire. A volte, nel tentativo di sollevare più peso, causiamo danni ai tessuti.

Quindi, nel complesso, ora che sai cosa possono fare per te i pesi pesanti e quelli leggeri, ti aiuterà a decidere quale sia il migliore per te. Ora puoi lavorare per ottenere un fisico da urlo.

COME RAGGIUNGERE UN FISICO STATUARIO

Durante la primavera e l'estate, la maggior parte delle persone inizia la propria routine di esercizi per costruire i muscoli, scolpire il corpo e così via. Spesso le persone si preparano per andare in spiaggia o per partecipare ai raduni in piscina. La maggior parte degli uomini si diverte a girare a torso nudo e a volte si sente offesa quando passa un uomo di bell'aspetto con un fisico favoloso. I muscoli di quest'uomo sono completamente scolpiti, il che fa pensare a come questa persona abbia raggiunto un fisico da urlo.

Quando una persona ha la ciccia o la pelle flaccida che penzola dal corpo, spesso si sente in imbarazzo. Non tutti hanno la fortuna di ottenere un corpo duro come una roccia, quindi alcuni di noi devono accontentarsi di un corpo tonico, sodo e in forma. Alcuni credono di poter ottenere un fisico scolpito in pochi mesi, ma la maggior parte di noi si rende conto che ci vuole più tempo.

La maggior parte delle persone che si allenano per scolpire il corpo commette degli errori che spesso non vede. Ad esempio, quando si inizia ad allenarsi l'obiettivo è quello di ridurre il grasso corporeo e il peso, aumentando il numero di ripetizioni per ottenere un corpo scolpito. In effetti, molte persone si attengono a questa strategia in palestra e/o a casa, ma si tratta di una strategia sbagliata. La maggior parte degli istruttori di palestra sostiene che il sollevamento pesi è la strada da seguire se si vuole aumentare i muscoli e diminuire il peso. In effetti, gli istruttori potrebbero dirti che, se continuerai a seguire il piano, otterrai un corpo scolpito come un capolavoro in breve tempo.

A prescindere da ciò che credono gli istruttori, nella maggior parte dei casi questo non è vero. Gli istruttori, infatti, ingannano i partecipanti. In generale, il tipo di corpo, la dieta e i piani di allenamento giocano un ruolo importante nel raggiungimento di un corpo scolpito. Alcuni di noi possono allenarsi e ottenere risultati in poco tempo, mentre altri tipi di corpo devono allenarsi più a lungo per raggiungere i loro obiettivi. Non abbiamo a disposizione pillole magiche in grado di far apparire il tuo corpo come un'opera d'arte, quindi la costanza, la resistenza, le ripetizioni e altri fattori giocano a favore del raggiungimento dell'obiettivo della forma fisica.

Molte persone credono che la panca con pesi più piccoli possa aiutarle a scolpire il petto. Anche se la panca può aiutare, non è l'unica soluzione per raggiungere un corpo ben scolpito. I manubri sono utili, ma da soli non ti aiuteranno a raggiungere il livello di scultura del corpo che desideri. Nella maggior parte dei casi, per ottenere un corpo scolpito è necessario bruciare i grassi, in modo che i muscoli siano più visibili.

Per raggiungere il corpo scolpito che desideri, devi impostare un piano alimentare adatto al tuo tipo di corpo. Dovresti cercare di aggiungere alla dieta alimenti più sani. A seconda del tuo tipo di corpo, tuttavia, alcuni tipi richiedono un'assunzione inferiore di calorie, così come 15 riduzioni di calorie in base al peso del corpo. Alcuni di noi devono mangiare meno alimenti, pur assumendo la quantità di alimenti che consumano quotidianamente. Per questo motivo, devi concentrarti sulla stabilizzazione del metabolismo per aumentare l'energia.

Per quanto riguarda l'esercizio fisico, dovresti includere la resistenza, l'aerobica o gli allenamenti cardio, le macchine per scolpire il corpo e i pesi più bassi con più ripetizioni a parità di volume di pesi. Se stai iniziando ad allenarti a casa, potresti investire in un'attrezzatura per il Pilates, poiché si rivolge ai muscoli senza sollecitare le articolazioni con volumi elevati. La macchina è utile per scolpire il corpo. Per chi si allena a casa, ti consiglio di visitare Internet per confrontare le attrezzature per l'allenamento a tuo vantaggio. Avere una conoscenza generale dei tipi di macchine disponibili può aiutarti a fare una buona scelta. L'apprendimento è parte della soluzione per scolpire il corpo.

IMPARARE A SCOLPIRE IL CORPO CON MUSCLE PHYSIQUE

Tutti vorremmo avere un corpo perfetto; purtroppo la vita non ci offre lo stesso mazzo di carte. Quando siamo giovani, a volte diamo per scontato che il nostro corpo rimarrà sano e in forma, ma quando invecchiamo, osserviamo quegli uomini e quelle donne forti che camminano e ci chiediamo come abbiano fatto a ottenere il loro fisico scolpito. Il fatto è che alcune delle persone che vedi con corpi scolpiti si sono allenate duramente per ottenere il loro fisico, ma la maggior parte di loro non si è presa il tempo di capire quali tipi di esercizi possono dare ulteriori benefici al loro corpo. In altre parole, utilizzano volumi elevati di pesi combinati con ripetizioni veloci per raggiungere il livello del corpo. Quello che non sanno è che stanno sovraccaricando i muscoli e che quando invecchieranno ne sentiranno i risultati.

L'esercizio fisico e la dieta sono l'inizio del lavoro per scolpire il corpo, ma sono solo l'inizio. Quando consideri l'esercizio fisico, devi tenere conto dell'attrezzatura, delle sue funzioni, della tipologia di corpo, della dieta e di tutto il resto, mentre lavori per scolpire il corpo. Se pensi che scolpire il corpo significhi aumentare la massa muscolare, devi ripensarci. La maggior parte delle persone che lavorano per aumentare la massa muscolare, non fanno altro che prepararsi a una tremenda caduta in seguito. I muscoli, se sovraccaricati, sono soggetti a lesioni. Allo stesso modo, se pensi di tonificare o rassodare il corpo solo con i pesi, imparerai presto che la tua capacità di resistenza è sbilanciata. L'allenamento della forza insieme all'aerobica è ideale per aumentare la massa muscolare e per tonificare e rassodare il corpo. Il body sculpting è il processo di ripristino delle curve naturali del corpo.

Il piano di allenamento ideale consiste nello scegliere un'attrezzatura adeguata, che comprenda esercizi continui, come la resistenza, l'allenamento della forza e così via. È bene evitare esercizi che stressino le articolazioni. Inoltre, è necessario seguire una dieta equilibrata che soddisfi il tuo tipo di corpo. I tipi di corpo includono l'endomorfo, l'ectomorfo, il mesomorfo e così via. Il tipo endomorfo può ingrassare velocemente, ma è anche in grado di costruire muscoli più velocemente. I Mesomorfi sono generalmente adatti all'atletica. Tuttavia, è bene che tu conosca meglio il tuo tipo di corpo, poiché alcuni tipi richiedono un apporto minore o maggiore di grassi.

Se non vuoi allenarti e seguire una dieta, puoi ricorrere alla chirurgia per ottenere un effetto scultura. Tuttavia, la maggior parte degli interventi è di breve durata. Se vuoi rifarti tutto il corpo, devi passare attraverso nove diverse fasi chirurgiche. I tipi di intervento comprendono la liposuzione, l'aumento del torace, il rassodamento del seno, la riduzione del torace, l'addominoplastica, la brachioplastica, la ginecomastia e l'aumento dei glutei e delle cosce. Alcune persone sono costrette a ricorrere alla chirurgia, poiché il tipo di corpo e l'età giocano un ruolo importante nel raggiungimento degli obiettivi di scultura corporea. L'esercizio fisico e la dieta sono comunque importanti, poiché l'esercizio riduce i rischi per la salute, tra cui malattie cardiache, infarti, ictus, ipertensione e simili.

L'intervento chirurgico è costoso, quindi se vuoi lavorare per una buona salute e possibilmente per ridare tono e compattezza al tuo corpo, rafforzando al contempo la muscolatura, ti consigliamo di imparare i tipi di programmi di allenamento per la forza, gli allenamenti di Pilates, le routine per la forza e le routine per capire cosa gli esercizi possono fare per te. Se vuoi allenarti a casa, tieni presente che internet è pieno di attrezzature per l'esercizio fisico che possono aiutarti a raggiungere un buon risultato. Nella maggior parte dei casi, puoi acquistare l'attrezzatura a basso costo o effettuare pagamenti flessibili per acquistarla. L'ideale è iniziare subito e ringraziarti più tardi quando raggiungerai un corpo scolpito e in forma.

L'ESERCIZIO FISICO IN COME SCOLPIRE I MUSCOLI

L'esercizio fisico e la dieta sono la risposta per raggiungere la scultura muscolare, ma la costanza è l'unica soluzione per farla durare. Se vuoi un fisico mozzafiato, devi mantenere la costanza e lavorare con costanza per raggiungere il tuo obiettivo. L'obiettivo a lungo termine del body sculpting è successivo. In altre parole, devi continuare ad allenarti e a seguire la dieta senza mai fermarti. Naturalmente, se decidi di evitare l'esercizio fisico e la dieta, puoi rivolgerti ai chirurghi plastici e sottoporti a un intervento chirurgico per ottenere un fisico mozzafiato; tuttavia, la salute non durerà sotto i ferri. In altre parole, l'esercizio fisico non deve essere solo un obiettivo per ottenere un fisico da urlo; l'esercizio fisico deve essere un obiettivo per ottenere una salute duratura. In effetti, l'esercizio fisico non indurrà incisioni sul tuo corpo che dureranno per sempre.

Ora che hai una descrizione generale e dettagliata di ciò che serve per ottenere un fisico scolpito, puoi prendere in considerazione alcuni esercizi per raggiungerlo.

Pronti:
L'esercizio fisico è, per così dire, un lavoro retribuito. Pertanto, prendi nota dei dettagli dell'esercizio per ispirarti a continuare. L'esercizio fisico è un lavoro retribuito, perché ti permette di raggiungere, realizzare e ottenere successi mantenendo la tua salute e il tuo corpo.

La routine:

Dovresti sempre iniziare gli esercizi con un riscaldamento e degli allungamenti di base. Se inizi a fare esercizio senza riscaldamento o stretching, potresti infortunare i muscoli, le articolazioni, i legamenti, i tendini, i nervi e così via. Ti assicuro che se ti fai male a uno di questi piccoli, sopporterai un dolore duraturo.

NOTA: consulta sempre il tuo medico prima di iniziare una routine di esercizi.

Inizia:

Alzati sopra la testa e mettiti in piedi con i piedi leggermente divaricati. Allunga il braccio destro e poi quello sinistro sopra la testa fino a dove riesci ad arrivare. Puoi tenere il braccio sinistro leggermente piegato mentre il braccio destro si allunga sopra la testa e viceversa. Sentirai uno stiramento nella zona dei fianchi, della schiena, dei fianchi e delle braccia mentre ti allunghi, oltre che nella zona superiore delle cosce. Lo stiramento non deve provocare dolore, ma piuttosto una sensazione di sollievo. Sentirai anche lo stress abbandonare la zona del collo e delle spalle.

Passo successivo:

Ora esegui l'allungamento laterale. Durante l'esercizio, cerca di tenere le braccia dritte sopra la testa. Puoi tenere un asciugamano, che ti aiuterà a sostenere la parte alta della schiena. Fai lo stretching a destra, davanti, a sinistra e in alto. Mentre sei in piedi, tieni i piedi distanti tra loro e muovi i fianchi a ogni giro. In altre parole, se fai stretching a destra, sposta l'anca sinistra a sinistra mantenendo la posizione. (Stretching laterale 4xs)

La combinazione di riscaldamento aerobico e stretching ti porterà ad un allenamento completo.

Prossima routine:
Esegui la routine di oscillazione delle braccia, che comprende discesa a sinistra, salita, ritorno e discesa a destra. In altre parole, stai in piedi con le gambe divaricate. Scendi verso sinistra e ruota leggermente l'anca sinistra in armonia con il lato. Ora allungati, stando in piedi con le gambe divaricate e le braccia che si allungano il più possibile sopra la testa. Torna a oscillare verso destra e poi scendi verso il pavimento con le braccia distese dietro la schiena. (oscillazione delle braccia 4xs)

Ora puoi ripetere l'esercizio di allungamento laterale. (2xs)

Se inizi ad allenarti con il riscaldamento e lo stretching, presto sentirai la voglia di continuare un allenamento completo. In altre parole, il riscaldamento e lo stretching ti stimoleranno a lavorare per raggiungere la salute e un fisico da urlo. Continuando ad allenarti otterrai, col tempo, una muscolatura splendida e scolpita. Ricorda che la dieta e gli allenamenti sono la strada per ottenere un fisico da urlo.

COME SCOLPIRE I MUSCOLI CON LA DIETA E GLI ALLENAMENTI

La dieta e gli allenamenti combinati possono aiutarti a scolpire il corpo, mentre la costanza ti aiuterà a sviluppare un fisico mozzafiato. Tutti noi attraversiamo momenti della nostra vita in cui desideriamo apparire al meglio. Quando la ciccia è appesa ai passanti della cintura e le braccia penzolano, a volte apparire al meglio è un'azione lontana. Quando una persona è in sovrappeso o in forma, spesso si sente indesiderabile e perde energia. A volte l'obesità può sottrarre energia al corpo e lasciarci a terra. Puoi uscire dalla depressione indipendentemente dal tuo peso. Indipendentemente dalla tua corporatura, puoi sempre bilanciare una routine di esercizi e un piano alimentare che ti aiutino a ottenere buoni risultati nel modellamento muscolare. Per alcuni di noi potrebbe essere difficile iniziare a fare esercizio, ma una volta iniziato sentirai l'adrenalina scorrere e aumentare il volume. Bam, il flusso di energia che scorre nel sangue ti spinge a raggiungere i massimi livelli nell'allenamento e nella dieta.

La dieta è fondamentale perché il corpo ha bisogno di proteine per costruire energia, di grassi per favorire l'isolamento, o tessuti adiposi, e di carboidrati per promuovere l'energia. I carboidrati sono componenti energetici che comprendono composti organici. I composti derivano da idrogeno, carbonio e soprattutto ossigeno. I carboidrati includono amido, zuccheri e cellulosa. Pertanto, è necessario seguire una dieta che includa pasta, pane o patate.

Le proteine sono un composto naturale complicato. Le proteine sono la biochimica dell'organismo composta da sostanze naturali, il cui peso molecolare elevato e le cui strutture globulari e/o fibrose compongono gli aminoacidi. Gli acidi si legano a legami peptidici. La tua dieta proteica dovrebbe includere uova, patate, latte, fagioli secchi, manzo, arachidi, pesce, grano, proteine SOYA e/o riso.

L'amminoacido è un altro dei composti naturali più complicati dell'organismo. Come le proteine, l'amminoacido è la biochimica dell'organismo, che comprende sostanze. Le sostanze includono alti livelli di peso molecolare e strutture globulari e/o fibrose. Le strutture compongono gli aminoacidi. Quindi, per impostare una dieta bilanciata a base di aminoacidi è necessario un ricco apporto alimentare di proteine. Per approfondire la conoscenza dei peptidi, possiamo considerare che. I legami peptidici sono legami amminici, che le sostanze chimiche producono formando i gruppi amminici degli aminoacidi. Una volta formati i legami, gli acidi si condensano con gruppi carbossilici o acidi organici.

Devi comunque considerare le calorie. Sebbene tu possa pensare che bruciare calorie sia la soluzione per raggiungere la scultura muscolare e ottenere un fisico mozzafiato, il fatto è che hai bisogno di calorie. Le calorie producono le nostre unità di energia. Quando fai esercizio fisico bruci una quantità x di calorie, che la tua dieta sostituirà. Le calorie producono calore nel corpo, energia e così via. La dose raccomandata di calorie al giorno dipende dal tuo tipo di corpo.

Anche le zone insuliniche sono importanti nella dieta. I livelli di insulina devono rimanere equilibrati, poiché l'insulina è un regolatore ormonale che garantisce la stabilità del glucosio nel sangue dell'organismo. Gli ormoni vengono secreti attraverso gli isolotti, che possiamo chiamare di Langerhans. La secrezione si diffonde al pancreas, che regola il livello di glucosio. Una carenza nella regolazione ormonale dell'insulina può portare al diabete. Ora che hai una conoscenza della dieta, puoi iniziare a impostare un piano alimentare equilibrato e adatto al tuo organismo. Successivamente, dovrai lavorare su una routine di esercizi che includa anche l'equilibrio. La routine deve includere allenamenti di resistenza, di forza, di cardio-allenamento e così via. L'obiettivo è lavorare su tutte le aree del corpo per ottenere un fisico straordinario. In altre parole, non è consigliabile una routine di esercizi che faccia lavorare solo un'area del corpo. Rimbocca la pancia!

COME SCOLPIRE I MUSCOLI

Se vuoi lavorare sull'addome, puoi fare dei veri e propri addominali insieme ai crunch, che rafforzeranno i muscoli della pancia. Se ti alleni con l'intenzione di concentrarti solo sulla pancia, non farai altro che vanificare lo scopo. Quando inizierai a fare esercizio fisico, dovrai anche stabilire un equilibrio nella tua dieta, riducendo i cibi ricchi di grassi e saturi. Una delle soluzioni migliori per scolpire la pancia è allenarsi con esercizi di resistenza. Gli allenamenti di resistenza bruciano i grassi nella zona interessata e possono aiutare a scolpire la pancia.

Sono disponibili anche diversi attrezzi per l'allenamento che ti aiuteranno a scolpire l'addome. Le pedane AB, le panche per addome, la schiena AB e le macchine per i bicipiti GLUTE sono utili per tonificare la pancia e le cosce. La macchina Dual Arm Curl è utile per lavorare l'addome, ma puoi lavorare anche le braccia, la parte superiore e inferiore della schiena e i fianchi. Per aiutarti a scolpire la pancia sono disponibili anche le sedie romane, le sedie romane a iperestensione, le sedie romane a 45 gradi e le estensioni dell'anca. Anche le torri familiari, i tavoli a inversione, i supporti per le immersioni, le immersioni ad angolo e le macchine per il collo possono aiutarti a scolpire il corpo. Le ruote super AB, le palestre da porta, le macchine per il mento da parete e i gradi romani sono tutti tipi di attrezzi che possono aiutarti a scolpire la pancia e altre zone del corpo.

Una cosa che devi tenere a mente mentre lavori per scolpire i muscoli e raggiungere un fisico mozzafiato è che tutte le aree del corpo devono essere prese in considerazione durante l'allenamento. In altre parole, scegliere una routine che faccia lavorare tutti i muscoli, compresi quelli dei gruppi grandi e piccoli, può aiutarti a raggiungere i migliori risultati nel modellamento muscolare.

Quando imposti una routine di esercizi, devi anche impostare un piano alimentare. La dieta sarà di supporto alla routine di esercizi e ti aiuterà a raggiungere i risultati più velocemente. Tieni presente che una dieta non significa saltare i pasti o mangiare al di sotto delle esigenze del tuo corpo. Se stabilisci un piano alimentare assicurati che sia in accordo con il tuo corpo. A volte potresti dover modificare la dieta e l'esercizio fisico, ma ascolta il tuo corpo per sapere di cosa ha bisogno. Il corpo parla e ci dice cosa dobbiamo fare per farlo funzionare correttamente. Impara ad ascoltarlo, perché il tuo corpo può portarti a scolpire i muscoli.

Tieni presente che il corpo funziona grazie alle proteine, ai grassi e ai carboidrati, oltre che agli aminoacidi, alle fibre, alle calorie e così via. I carboidrati, i grassi e le proteine passano attraverso il nostro processo di reazione chimica, che comprende l'apparato digerente, lo stomaco e quindi l'assimilazione nell'intestino del corpo, dove iniziano le reazioni chimiche. Una volta avvenute le reazioni, i carboidrati, i grassi e le proteine, in grandi quantità, raggiungono il fegato dell'organismo. Una volta condensati i carboidrati, i grassi e le proteine dell'organismo, le reazioni trasformano i nutrienti in adenosina trifato (ATP). L'apporto di adenosina T è il punto in cui il corpo riceve la sua moneta di energia. In sintesi, ti sto dicendo che devi prestare particolare attenzione quando definisci i piani di alimentazione e di dieta.

Le proteine sono essenziali, in quanto l'organismo consuma complessivamente il 15% delle proteine rispetto al peso corporeo. Le proteine aiutano l'organismo a crescere e a svilupparsi correttamente.

Le proteine lavorano in armonia con il sistema di crescita ormonale umano, gli enzimi, i tessuti, le risposte e le reazioni chimiche e così via. Se non fornisci al corpo le proteine di cui ha bisogno per funzionare correttamente, non riuscirai a scolpire i muscoli e a raggiungere un fisico da urlo. In altre parole, è necessario seguire un programma di allenamento per tutto il corpo e una dieta adeguata per ottenere un fisico scolpito. Il boogieing è un modo per raggiungere un fisico da urlo.

IL BOOGIEING PER RAGGIUNGERE LA SCULTURA MUSCOLARE

Forza! Balliamo. Cosa? Pensi che ballare non ti farà ottenere il fisico che desideri? Pensi che per scolpire i muscoli sia necessario allenarsi con i pesi? Beh, ti stai sbagliando di grosso. Lascia che sia io a smuovere le tue nozioni, teorie, idee e supposizioni, dato che nel corso degli anni... indovina un po'... le persone ti hanno indirizzato in modo sbagliato.

Ora potresti pensare che io sia la prossima persona pronta a guidarti nella direzione sbagliata e questo va bene. Lascia che ti dia una logica che rimbalzerà sulla testa di Michael Jordon e ti risponderà.

Pensa...
La parola pensare potrebbe spaventarti per un attimo, perché la vita è piena di... non voglio arrivare a questo, ma comunque il punto è: pensa. Scultura... cosa significa? Significa statua, statuetta, figura, curve. Hai detto curve naturali? Beh... svegliati. La caffettiera si sta preparando, ma il fatto è che in realtà non esistono curve naturali, poiché i tipi di corpo si riassumono in naturali. Il mondo di oggi si basa sul corpo perfetto, mentre in realtà il corpo perfetto non esiste. Il caffè sta bollendo. Hai sentito il profumo del caffè? In altre parole, quando la Simpson si presenta al mondo e presenta se stessa, dura poco, finché non arriva una Spears a toglierle il posto.

La mia domanda è: cosa vuoi? Chi sei? Vuoi essere Madonna? Vuoi essere Michael Jordon? D'altra parte, permettimi di fare la domanda più importante: vuoi essere te stesso? Ops, ho detto "tu"?

Hai detto che vuoi avere un fisico all'altezza di Madonna? Hai detto che vuoi un fisico all'altezza di James Bond? Beh, se è così, leggi l'articolo di qualcun altro perché non sono io. Se invece vuoi esserlo, allora facciamo festa.

Boogieing Down:
Fai tre passi verso sinistra. Passi indietro, tre passi verso destra, spostati in mezzo e fai un passo. Canzone: Foxy Lady: Stai sul piede sinistro, rimbalza leggermente sul piede destro, mentre muovi lentamente le mani sul viso... muoviti. Fai un passo, a sinistra, davanti, dietro, al centro, a destra e indietro, tenendo le mani sulla bocca per assecondare i tuoi movimenti...

Canzone: Bobby Bear: Sono a 500 miglia da casa: Concentrati... fai un passo a sinistra, al centro a destra, a destra, a sinistra e di nuovo al centro....

I ragazzi lo fanno sempre. La mossa... Passo indietro, forbice, torsione, passo a destra, a sinistra, spostamento laterale e poi ripetizione dei passi...

Successivamente, puoi imparare la "bootie drop". In alternativa, quello che noi chiamiamo "tootsie roll". In pratica, ruota i fianchi mentre porti le ginocchia verso l'interno. Abbassa il corpo, facendolo scendere a metà strada verso il pavimento, mentre fai rotolare i fianchi verso l'esterno. Se continui a fare il tootsie roll per tre volte alla settimana, sentirai le gambe rafforzarsi, il tronco e i fianchi ridursi e la parte bassa della schiena acquistare forza.

Successivamente, puoi eseguire la torsione. Fai oscillare i fianchi in fuori e da un lato all'altro. Mentre esegui la torsione, assicurati che le gambe si muovano in armonia con il corpo. Dopo qualche settimana, sentirai una riduzione nella zona dei fianchi, della pancia e così via. Assicurati di sentirti a tuo agio con questo movimento. Alcune persone che soffrono di problemi alla schiena potrebbero voler evitare la torsione, in quanto sottopone la schiena e tutto il corpo a forti sollecitazioni.

In generale, la danza è la strada migliore da percorrere se vuoi un fisico da urlo. Se noti che i ballerini dell'industria cinematografica hanno corpi ben scolpiti, è perché si esercitano nei movimenti e li usano spesso.

Dalla danza alla scultura muscolare in Come ottenere un fisico mozzafiato

Dopo aver seguito una serie di corsi di allenamento per la forza, l'aerobica, l'allenamento per la resistenza, l'allenamento per la costruzione di massa muscolare, una cosa ho imparato nella vita: se balli puoi combinare tutti gli esercizi e ottenere un fisico mozzafiato. La danza è un'arte. È un'opera della natura che restituisce curve, linee, statuetta, figura e molto altro ancora in poche mosse. L'obiettivo del body sculpting è quello di ripristinare le curve naturali del corpo. La danza è il massimo, perché rafforza i muscoli, bilancia la resistenza, ripristina le curve e ti porta con coraggio dove nessuno è mai andato prima nel fitness.

Quando balli, eserciti tutto il corpo. Certo, puoi allenarti con l'aerobica o con l'allenamento della forza, ma dovresti saltare da una macchina all'altra per raggiungere l'effetto che ti darà il ballo in poche mosse. Esistono vari tipi di balli, tra cui la ballerina, il folklore, lo shake e altri ancora. Il fatto è che quando balli muovi tutte le parti del corpo e riesci a bilanciarti meglio di quanto faresti allenandoti alle macchine. Ora, questo sarà l'articolo della vita, perché per mostrarti alcuni movimenti, dovrò eseguirli io stesso, concentrandomi per aiutarti a capire come i movimenti possono essere utili a te. Pertanto, tieniti forte. Prendi una tazza di succo di frutta e dammi un minuto, perché sto per far lavorare tutto il tuo corpo. Se seguirai i movimenti e continuerai a farlo, ti prometto che otterrai un fisico da urlo. Tuttavia, ti prego di non smettere mai di ballare, perché quando lo fai perdi ciò che hai guadagnato.

Posizione:
Ho ballato per anni, vincendo gare e affrontando transazioni come quella di avere produttori cinematografici che mi chiedevano di unirmi alla troupe. Il fatto è che avevo altri piani. Quello che ho imparato, però, lo voglio dare a te. Ora, posizionati al centro di una stanza. Assicurati di avere spazio. Una volta imparato, con il passare del tempo, avrai bisogno di una striscia di pavimento larga circa un centimetro e mezzo e potrai eseguire le stesse azioni. In altre parole, vuoi ballare in equilibrio.

Ora metti il tuo corpo in equilibrio al centro del pavimento. Danza! Fai un passo a destra, un passo al centro, un passo a sinistra e ruota. A proposito, ora stai eseguendo i passi laterali. Si tratta di un semplice inizio, ma nulla in confronto a ciò che farai in seguito. Di nuovo, passo a destra, passo al centro, passo a sinistra, rotazione. Ora accendi lo stereo. Voglio sentire la tua canzone preferita. Puoi mettere Ludicrous, Coolio, Tupac o quello che preferisci. L'importante è che tu senta il ritmo mentre ti muovi. Piuttosto, lasciati coinvolgere dalla musica.

Poi, centra i piedi muovendoli da sinistra a destra e affonda le ginocchia. Questa mossa viene talvolta chiamata "farfalla", ma puoi chiamarla come preferisci. In altre parole, ruota le ginocchia verso l'interno mentre fai oscillare i piedi da sinistra a destra, dentro e fuori. Ripeti e continua fino a quando non avrai imparato la farfalla con facilità. Mentre ti muovi, nota lo stress nella zona dell'alta coscia, intorno ai fianchi, nella zona centrale e sui fianchi. Senti lo stress mentre ti rilassi e lo lasci andare. Se senti dolore, interrompi subito la procedura. Non devi sentire dolore in nessuna parte del corpo. Dovresti invece sentire solo lo stress. Lo stress è il tuo amico, quindi se senti dolore potresti avere un problema medico, altrimenti non hai imparato a capire i tuoi disagi.

Se non senti dolore, continua. Lascia che il tuo corpo esplori le sue potenzialità. Impara a conoscere il tuo corpo e lascialo fluire. Cosa stai facendo: Scolpisci il corpo per ottenere un fisico da urlo? Quando ti alleni per costruire un fisico mozzafiato vuoi evitare gli steroidi.

COSTRUIRE UN CORPO MUSCOLOSO E SCOLPITO EVITANDO GLI STEROIDI

Spesso vediamo o sentiamo parlare di persone che hanno corpi splendidamente scolpiti, eppure queste persone hanno raggiunto i loro progressi sfruttando gli steroidi. Le persone famose con corpi muscolosi e scolpiti al massimo, a volte usano gli steroidi per progredire. Queste anime hollywoodiane non si rendono conto che stanno danneggiando il corpo.

Tuttavia, gli steroidi sono sempre stati oggetto di confusione e di idee sbagliate. La maggior parte delle persone non sa nemmeno di cosa si tratti e continua a diffondere la voce che consumare steroidi sia come assumere un lento veleno. Prima di tutto, queste persone dovrebbero leggere subito questo articolo invece di rendere gli steroidi colpevoli di un crimine che non hanno mai commesso. Questo articolo chiarirà tutti i dubbi che circondano gli steroidi in ogni mente.

Gli steroidi sono solo una copia di laboratorio dell'ormone chiamato testosterone prodotto nel corpo umano. Gli steroidi anabolizzanti sono il nome comune di questo gruppo di steroidi. Questi steroidi producono diversi effetti nel nostro corpo. Gli effetti si dividono principalmente in due tipi: anabolizzanti e androgini. Fondamentalmente, gli steroidi anabolizzanti aumentano la sintesi proteica nel nostro corpo e riducono il potere catabolico dell'organismo per far sì che i muscoli pesino meno. Questi sono i motivi principali per cui gli atleti sono stati attratti dagli steroidi. Hanno la capacità di aiutare a costruire un corpo muscoloso e di aumentare temporaneamente la resistenza, le dimensioni e la forza dell'organismo.

Ci sono alcuni dubbi nella mente delle persone che aspirano a costruire un corpo muscoloso. Uno dei dubbi più comuni che ho riscontrato è "gli steroidi uccidono?". La risposta è un secco no. In fondo, anche gli steroidi sono come gli altri farmaci da prescrizione e devono essere consumati con giudizio e sotto la supervisione di un esperto qualificato. Tuttavia, dal momento che la maggior parte degli steroidi rientra nella categoria dei farmaci di fascia, sono poche le informazioni che possiamo ritenere del tutto veritiere.

Gli adolescenti che pensano di poter usare gli steroidi come icone del body building per costruire un fisico da urlo sono fuori strada. Tuttavia, questi ragazzi non sanno che non è così facile procurarsi gli steroidi come potrebbero pensare. Per questo motivo, la maggior parte degli steroidi è vietata e quindi è disponibile solo attraverso il mercato nero. In ogni caso, chiunque venga trovato in possesso di questi steroidi senza prescrizione medica è punibile dalla legge.

Un'altra cosa che la maggior parte delle persone crede degli steroidi è che le sostanze chimiche siano disponibili solo in forma solida, sotto forma di pillole o polvere. In realtà sono disponibili sia in forma solida che per via endovenosa. Quelle per via endovenosa sono molto meno dannose di quelle solide perché, a differenza di queste ultime, non vengono processate dal fegato. Inoltre, le forme endovenose hanno maggiori probabilità di produrre i sintomi maschili di peluria e aggressività rispetto alle loro controparti solide. Tuttavia, come in tutte le cose della vita, dobbiamo perdere qualcosa per guadagnare qualcosa. È il caso dell'uso degli steroidi. Tutti gli steroidi comportano un effetto collaterale o un altro e più lo steroide è forte, più è dannoso.

I vantaggi degli steroidi:

1. Gli steroidi aiutano ad aumentare la produzione di proteine nell'organismo attraverso l'elaborazione degli aminoacidi.

2. Gli steroidi aiutano ad aumentare i muscoli e a ridurne la massa.

3. Gli steroidi aiutano ad aumentare la dieta.

4. Gli steroidi aiutano ad aumentare la dimensione delle ossa.

5. Gli steroidi contribuiscono ad aumentare la produzione di globuli rossi nell'organismo attraverso la stimolazione del midollo osseo.

Gli svantaggi dell'uso di steroidi sono i seguenti:

1. Gli steroidi aumentano le dimensioni degli organi sessuali (in modo inaccettabile).

2. Gli steroidi provocano un aumento della peluria corporea.

3. Gli steroidi causano pesantezza della voce.

4. Gli steroidi aumentano il desiderio di attività sessuale.

5. In alcuni casi, gli steroidi possono influire sul numero di spermatozoi.

COME FUNZIONA LA SCULTURA MUSCOLARE

La palestra:

Se vuoi un fisico da urlo, devi allenarti e seguire una dieta equilibrata. Gli steroidi non ti porteranno a scolpire i muscoli, ma piuttosto a subire danni psicologici e di salute. Per questo motivo, quando pensi di scolpire i muscoli, scegli l'esercizio fisico e la dieta, perché combinati insieme possono aiutarti a ottenere un fisico mozzafiato. Quando inizi ad allenarti, devi trovare una palestra che si adatti ai tuoi orari e alle tue esigenze. Alcune palestre rimangono aperte tutta la notte e questo ti dà un vantaggio, perché puoi allenarti in qualsiasi momento. Quando inizi ad allenarti, però, è importante che tu mantenga un programma. Se salti le routine di allenamento, potresti vanificare lo scopo. Una volta stabilita la routine più adatta a te, puoi imparare a conoscere le attrezzature presenti in palestra, per sapere quali tipi di attrezzi possono aiutarti a ottenere un fisico da urlo.

Molti di noi hanno un momento particolare della giornata in cui preferiscono allenarsi. Alcune persone amano allenarsi la mattina presto, altre la sera, soprattutto quando la palestra è vuota. NOTA: allenarsi a tarda ora non è un buon ideale, perché gli allenamenti promuovono l'energia e potrebbero portare a cattive abitudini di sonno.

Diverse palestre aprono le porte ai loro iscritti 24 ore su 24, il che offre un vantaggio a chi lavora durante le ore diurne o notturne.

Se hai una palestra locale, puoi contattarla e informarti sugli orari dei giorni festivi, dei fine settimana e così via. Alcune palestre chiudono nei giorni di festa? E i fine settimana?

Potresti chiedere se gli orari durante i giorni festivi sono limitati.

Se sei un appassionato, potresti trovare una palestra che rimane aperta tutto l'anno con pochi orari di chiusura.

Molte persone amano frequentare le palestre nei giorni di festa, perché hanno del tempo libero e preferiscono andare in palestra per ridurre le calorie assunte in vacanza. Iscriversi a una palestra che apre durante le vacanze può essere utile a chi vuole bruciare calorie in questo periodo.

La maggior parte delle palestre offre una serie di opzioni di allenamento. Spesso è possibile acquistare un piano di allenamento che viene fornito con l'iscrizione. I piani possono includere sollevamento pesi, aerobica e così via.

A volte è possibile ottenere delle offerte nelle palestre. Quando le sessioni sono prenotate, a volte i proprietari delle palestre propongono offerte più convenienti. Inoltre, potresti chiedere ai proprietari delle palestre se offrono sconti ai gruppi. Se hai un amico o un familiare che si allena in palestra, potresti ottenere una riduzione sul costo.

Chiedi ai proprietari delle palestre quali sono le qualifiche dei loro istruttori. In alcune palestre gli istruttori non sono altro che rappresentanti ai banchi, che gestiscono il flusso di denaro, cioè si assicurano che gli allievi paghino le spese della palestra.

In alcune palestre è più facile ottenere le certificazioni, quindi assicurarsi che gli allenatori siano qualificati ti aiuterà a raggiungere gli obiettivi che ti eri prefissato al momento dell'iscrizione in palestra.

Dovrai anche considerare i privilegi dell'iscrizione alla palestra. Alcune palestre offrono sconti su abbigliamento, abbronzatura e così via.

Le catene di palestre spesso permettono a chi è iscritto di utilizzare le palestre gemelle senza alcun costo aggiuntivo. Se viaggi spesso, questo potrebbe rivelarsi un vantaggio prezioso.

Per saperne di più sulle palestre puoi visitare internet e controllare la tua zona. Molte palestre oggi includono allenamenti di powerhouse, kick boxing, allenamenti isometrici e così via per incoraggiare chi è alla ricerca di fitness a iscriversi.

Inoltre, è il momento giusto per iscriversi alle palestre, dato che gli abbonamenti sono a partire da 19,95 dollari al mese.

COME SCOLPIRE I MUSCOLI PUÒ FARTI OTTENERE UN FISICO MOZZAFIATO

Tutti desideriamo avere un corpo da urlo, ma molti di noi lottano nella vita e raramente raggiungono i risultati che desiderano. Alcuni di noi hanno un corpo fantastico, ma non se ne accorgono e si domandano come migliorare. Il fatto è che se vuoi un corpo da urlo devi lavorare per ottenerlo e se hai un corpo da urlo devi continuare a lavorare.

Il nostro corpo è composto da fibre, muscoli, ossa, articolazioni e così via. Le fibre muscolari comprendono le fibre FT (a contrazione rapida) e le fibre ST (a contrazione lenta). Indipendentemente dalla tua corporatura, hai entrambi i tipi di fibre. Se segui un'alimentazione e degli esercizi che favoriscono l'aumento delle fibre muscolari, raggiungi l'equilibrio e migliori le prestazioni che puoi ottenere durante l'attività fisica. La corsa, il jogging e altri tipi di esercizi possono costruire le fibre muscolari. Le fibre muscolari promuovono poi le risposte e gli stimoli dei muscoli, che si contraggono. Durante gli allenamenti, il processo di rilascio del calcio facilita la contrazione dei muscoli nell'allenamento della forza.

Alcuni degli esercizi che possono favorire le fibre muscolari sono quelli che prevedono reazioni di potenza e stop and go. Gli esercizi possono includere la pallavolo, il basket e così via. Un po' di uno contro uno non fa mai male a nessuno. Naturalmente, questi sport sviluppano le fibre muscolari a contrazione rapida. Se vuoi costruire le fibre muscolari più lente, dovrai fare esercizi che prevedano una velocità ridotta delle contrazioni muscolari. Una volta costruite le fibre muscolari più lente, si favorirà un facile flusso di sangue. Pertanto, l'aerobica moderata o a bassa intensità è ideale per promuovere la salute delle fibre muscolari ST.

Il corpo ha anche dei nervi. Anche il movimento muscolare svolge un ruolo fondamentale nell'esercizio fisico. I nervi sono l'elemento chiave di ogni funzione corporea. In altre parole, i nervi controllano le risposte, le reazioni, i movimenti e così via del nostro corpo. Per questo motivo, devi concentrarti sugli allenamenti che riguardano le aree del sistema nervoso, tra cui la parte bassa della schiena, la parte alta della schiena e così via.

Quando inizi le tue routine di allenamento assicurati di includere la dieta. La dieta e gli esercizi devono essere combinati in modo tale da creare forza, ovvero energia. Pertanto, la dieta deve includere carboidrati, proteine e grassi. Inoltre, l'esercizio fisico deve includere allenamenti cardio e/o aerobici, esercizi di resistenza e di forza. L'allenamento di resistenza servirà a costruire i gruppi muscolari più grandi. Il nostro corpo ha più di 400 muscoli e richiede un movimento continuo per funzionare correttamente. Non devi fare esercizio fisico senza fermarti. Piuttosto, mentre dormi i muscoli si muovono. L'allenamento della forza è ideale per costruire i muscoli, le fibre, le miofibrille, l'actina, la miosina e i sarcomeri, che sono i componenti dei nostri muscoli. Rafforzare i muscoli favorisce la crescita e le contrazioni dei muscoli. La miosina è una proteina muscolare che presenta dei filamenti all'interno dei muscoli. La miosina è responsabile delle contrazioni muscolari e della regolazione cellulare. La miofibrilla è la struttura dei muscoli, simile a un filo. I fili muscolari permettono ai muscoli di contrarsi correttamente. La miosina scorre nelle cellule muscolari.

Come puoi vedere, se vuoi scolpire il corpo e lavorare per ottenere un fisico da urlo, devi lavorare su tutte le parti del corpo. Alcune persone si allenano per ridurre il peso intorno alla pancia lasciando andare le altre parti del corpo. In questo modo si perde peso che tornerà solo in seguito; inoltre, si trascura la parte restante del corpo. Ora, una volta iniziata una routine di esercizi equilibrata, è necessario seguire una dieta equilibrata. La colazione è la parte più importante della giornata: puoi impostare una dieta che includa proteine, carboidrati, grassi e così via.

SCOLPIRE I MUSCOLI PER OTTENERE UN FISICO DA URLO

Tutti noi cerchiamo di correre per molti chilometri ogni giorno per ottenere un fisico da urlo. A volte facciamo anche delle flessioni per aumentare la forza dei muscoli. Tuttavia, quasi tutti noi non riusciamo a ottenere il corpo dei nostri sogni con tutti gli esercizi che facciamo a casa. Non c'è nulla di cui vergognarsi, perché gli esercizi possono aiutarti a tenerti in forma, ma non a rendere il tuo corpo muscoloso. Allora cosa fare? L'unica opzione che abbiamo è quella di andare in palestra. Il bodybuilding sta diventando sempre più popolare. Il bodybuilding ha portato alla nascita di palestre in ogni angolo del mondo. Quindi, la domanda è: come scegliere la palestra migliore per te? Continua a leggere per scoprire come.

1. Il primo e principale fattore che ci allontana dalle palestre all'inizio è l'aumento vertiginoso delle tariffe da pagare giornalmente, settimanalmente, mensilmente o annualmente. Ci sono palestre che hanno abbassato le loro tariffe, ma i servizi non sono sempre all'altezza. Possiamo trovare dei modi intelligenti per ridurre i costi e riuscire comunque a iscriverci alle palestre. Dobbiamo cercare qualsiasi tipo di sconto speciale come lo sconto estivo, lo sconto natalizio ecc. Anche se gli sconti possono arrivare solo una volta all'anno, se riesci a tenere in sospeso il tuo progetto di iscriverti a una palestra, potrai risparmiare molto denaro. Inoltre, non devi cadere vittima di venditori che ti vendono diete o cibi per il fitness in palestra o qualsiasi altro prodotto. Inoltre, evita di

stipulare contratti a lungo termine con la palestra per mantenere aperta la possibilità di provare altre palestre.

2. Se sei una donna, cerca una palestra che si rivolga solo alle donne o che abbia orari e istruttori separati per le donne. Il motivo è che una palestra che offre i servizi citati può aiutare meglio il cliente attraverso un programma più specializzato. Oltre a questo, ti aiuta anche a non pensare a ciò che l'altro sesso pensa di te in palestra.

3. Inoltre, scegli una palestra in cui il numero di iscritti in qualsiasi momento non superi il numero di attrezzature. Questo deve essere tenuto presente per evitare che tu debba aspettare molto in palestra per avere la possibilità di fare un determinato esercizio.

4. Se le attrezzature sono vecchie, controlla che siano ben tenute e ben lubrificate. Cerca anche queste attrezzature in particolare:

- Un numero sufficiente di coppie di manubri: dovrebbero essercene almeno due per ogni peso.

- Le macchine per i pesi devono essere presenti in condizioni di buona manutenzione.

- L'area per lo stretching deve essere abbastanza ampia perché è l'attività più importante da fare prima di iniziare gli esercizi pesanti.

- Controlla che le macchine per il cardiofitness siano ben tenute: la bicicletta dovrebbe avere tutti i pedali ben coperti e le maniglie ben impugnate, ecc.

- Tieni d'occhio le offerte speciali che le palestre propongono di tanto in tanto per attirare i clienti, come massaggi o succhi di frutta gratuiti, ecc. Alcune palestre offrono anche un servizio di asilo nido per i tuoi piccoli. Mentre alcune palestre possono farti pagare per questo, altre potrebbero non farlo. Tuttavia potrebbe essere un fattore importante nella scelta della palestra che fa per te.

- Cerca una palestra vicina a casa tua in modo da poter fare un po' di jogging prima di iniziare gli esercizi in palestra. Questo aiuta anche il riscaldamento.

- La palestra dovrebbe essere pulita almeno una volta ogni 2-3 ore, così come gli asciugamani e le altre attrezzature. Questo perché le persone sudano e quindi potrebbero diventare poco igieniche se non si presta attenzione.

- La palestra dovrebbe essere aperta a lungo in modo che tu possa andarci ogni volta che puoi.

- La palestra dovrebbe avere un numero sufficiente di istruttori per assicurarsi che le persone che la frequentano non si facciano male.

Ora possiamo passare agli esercizi di flessione.

FLESSIONE IN COME SCOLPIRE I MUSCOLI

Diversi esercizi possono aiutarti a ottenere un fisico da urlo; tuttavia, è necessario un assortimento di esercizi che facciano lavorare tutto il corpo. Se vuoi iniziare con la flessibilità, puoi eseguire diversi esercizi di stretching. La flessibilità migliorerà il movimento del corpo, che si rivolge ai muscoli. I tipi di stretching includono il reach up, gli allungamenti statici, gli allungamenti balistici, gli allungamenti passivi, PNF, attivi, isometrici e dinamici. Naturalmente, anche altri tipi di esercizi di stretching possono essere utili. La balistica è una delle forme più recenti di allenamento per lo stretching, che spinge il corpo, facendo in modo che l'energia e la forza si rilassino e perdano gli arti del corpo. L'azione facilita il corpo a muoversi liberamente.

Lo stretching isometrico consiste nel premere i muscoli contro qualcos'altro per ottenere un risultato. Con questo tipo di allungamento i muscoli sono sottoposti a una pressione che ne limita la contrazione. Ho condotto personalmente delle ricerche su questo tipo di stretching e non lo consiglierei, perché rallenta il sangue. Se hai problemi cardiaci, è probabile che tu voglia evitare questo esercizio.

Gli allungamenti attivi sono ottimi perché aumentano il vigore, l'energia e la dinamica. La dinamica funziona nello stesso modo in cui funziona lo stretching attivo. Gli allenamenti passivi rilassano i muscoli, il che è positivo. La balistica favorisce il movimento e la flessibilità, mentre gli allenamenti statici ti permettono di approfondire la routine.

Alcuni dei migliori esercizi di stretching, che ho provato personalmente, sono gli allungamenti di vecchia concezione. Posso dire per esperienza che le routine funzionano bene. Il reach up consiste nel mettere le braccia sopra la testa, mentre i piedi sono distanziati. Una volta in posizione, devi semplicemente allungarti verso destra, piegando leggermente il gomito sinistro, e poi allungarti verso sinistra, fino a raggiungere la massima altezza possibile. L'esercizio di stretching scioglie la tensione di spalle, schiena, braccia, fianchi e così via.

La serie successiva di allungamenti è la routine di stretching laterale. Per iniziare, posizionati in una posizione simile a quella della routine di allungamento, ma con le gambe un po' più distanziate. Per questa routine puoi tenere un asciugamano, che ti aiuterà a proteggere la parte superiore della schiena. Una volta in posizione, allungati verso destra e poi verso l'avanti mettendo le mani sulle ginocchia a faccia in giù. Ora allungati verso sinistra e verso l'alto e poi inverti l'azione. Esegui la routine al primo set per 4 volte. Successivamente, esegui l'esercizio di oscillazione delle braccia, che eseguirai per 4 volte. Mettiti in una posizione simile a quella dell'esercizio di stretching laterale, poi oscilla verso il basso con la testa che oscilla a sinistra verso il pavimento e le braccia che oscillano all'indietro. Continua facendo oscillare le braccia sopra la testa e poi verso destra.

Successivamente, esegui l'esercizio di stretching laterale per 2 volte. Una volta completati gli allungamenti, puoi passare alla routine di sollevamento dei gomiti combinata con la torsione del busto. Esegui la serie di esercizi 8 volte al primo set. Per eseguire l'azione devi metterti in una posizione simile a quella dello stretching laterale e poi piegare le braccia, toccando così i gomiti. Ora solleverai le braccia sopra la testa, scendendo verso la parte anteriore e afferrando i gomiti, quindi verso il lato destro e verso il lato sinistro. Per ottenere risultati migliori, esegui due serie di questi esercizi.

Ora puoi eseguire le routine di stretching laterale 6x, le oscillazioni delle braccia 2x, i sollevamenti dei gomiti e le torsioni del busto 8x, 4 serie, e la routine di stretching laterale altre 8x. Continua a ripetere la routine di oscillazione delle braccia per 4 volte e poi allunga le braccia per rilassarti.

UN FISICO MOZZAFIATO IN COME SCOLPIRE I MUSCOLI

Se vuoi un fisico da urlo, devi lavorare sodo. All'inizio ti sarà difficile iniziare, ma una volta che avrai iniziato ti sentirai meglio. Il corpo ha bisogno di un esercizio fisico costante per favorire il movimento, oltre che di una dieta. Se combini le due cose, ti sentirai presto meglio e il tuo corpo inizierà a rispondere ai cambiamenti. I cambiamenti comprenderanno la riduzione del peso, l'affinamento del rivestimento del corpo, il modellamento e il recupero delle tue curve.

Sebbene l'esercizio fisico e la dieta siano utili, dovrai imparare a trovare un equilibrio. Quando fai esercizio fisico, devi combinare resistenza, aerobica, o allenamenti cardio, e allenamento della forza. Per quanto riguarda la dieta, dovrai includere proteine, carboidrati, grassi, fibre, calorie, colesterolo e così via per creare una dieta equilibrata.

I grassi sono preziosi per assorbire le vitamine più comuni, come la vitamina A, D, E e ovviamente K. Tutte le vitamine citate possono essere assunte attraverso i grassi, in quanto sono liposolubili. La vitamina A è una fonte salutare perché promuove il carotene. Il carotene è un pigmento di colore arancione presente nelle piante. Le sostanze chimiche organiche sono composti che producono la vitamina A e si trovano nelle piante. La vitamina A è necessaria per formare il carotene, che a sua volta produce la vitamina D, che rafforza le ossa e i denti.

I grassi contribuiscono anche a fornire acidi, come il linoleico e la sua controparte. Gli acidi sono fondamentali quanto gli aminoacidi. Per questo motivo, quando imposti la dieta, cerca di conoscere le quantità di grassi necessarie per scolpire i muscoli.

I carboidrati devono essere inclusi nella dieta; tuttavia, è necessario includerli in piccole dosi, per esempio in cinque porzioni sottodimensionate al giorno. I carboidrati producono insulina, in quanto sono nutrienti che contengono glucosio, importante per combattere il diabete.

Anche altri nutrienti sono essenziali. Le proteine sono un composto complesso proveniente da fonti naturali. Si tratta di sostanze ricche di peso molecolare e di strutture globulari e/o fibrose. Le strutture sono composte da aminoacidi, che si legano ai peptidi. Una volta ottenuta una dieta equilibrata, puoi passare a un allenamento equilibrato.

Una volta iniziato, l'esercizio è sicuramente in grado di aggiungere allenamenti che si concentrano su tutte le aree del corpo. È importante allenare tutto il corpo, piuttosto che concentrarsi su parti particolari. L'allenamento di tutto il corpo ti porterà a scolpire il corpo e a ottenere un fisico da urlo.

L'allenamento della forza è una delle attività da includere nella tua routine equilibrata. L'allenamento della forza rafforzerà i gruppi muscolari più grandi e ti fornirà una strategia per lavorare con le routine di resistenza. Assicurati di capire che, una volta iniziato l'allenamento di forza, devi mantenere un equilibrio nei pesi. Ad esempio, se inizi ad allenarti con i manubri, con un peso di circa 30, mantieni i pesi in equilibrio. Devi eseguire circa quattro o sei ripetizioni, che devi mantenere costanti. Le ripetizioni sono il punto di partenza. Se aggiungi altri pesi, non fai altro che vanificare lo scopo, contrariamente a quanto ti dicono tutti.

Una volta iniziato l'allenamento della forza, puoi passare al cardio o all'aerobica. Gli allenamenti cardio sono fondamentali perché servono a rafforzare il corpo, ma anche a proteggere il cuore dai danni. Gli allenamenti di resistenza e di endurance sono utili per mantenere la forza, sollecitare i muscoli e aumentare la resistenza. Anche in questa routine di allenamento è necessario un equilibrio. In generale, per scolpire i muscoli e ottenere un fisico da urlo, è necessario un allenamento equilibrato e un esercizio di equilibrio. Siamo pronti a trovare la nostra strada?

SCOLPIRE I MUSCOLI IN COME TROVARE LA STRADA

L'esercizio fisico e la dieta sono la strada per ottenere un fisico da urlo, così come il modo per scolpire i muscoli. Hensel ha scritto una delle migliori scelte di esercizi. Alla fine degli anni '80 Hensel ha pubblicato una preziosa serie di esercizi di danza aerobica, che ha dimostrato oltremodo che seguire le regole può farti ottenere un fisico mozzafiato. Gli esercizi sono semplici, ma i metodi ti daranno risultati efficaci in appena due settimane. Per prima cosa, devi stabilire un programma per iniziare ad allenarti; se vuoi un consiglio professionale, ti consiglio di eseguire gli esercizi almeno 3 volte a settimana.

Se è da un po' che non ti alleni, allora dovresti iniziare con intervalli di 15 minuti, per poi arrivare gradualmente a un'ora per tre volte alla settimana. La routine di esercizi è divertente. Eseguendo gli allenamenti con regolarità, otterrai muscoli scolpiti in breve tempo. Posso fornirti alcuni dettagli sugli esercizi che possono aiutarti a iniziare il tuo allenamento. Ricordati di fare stretching e di riscaldarti prima di fare un allenamento completo.

Pronti... partenza... via
Dopo il riscaldamento puoi iniziare con la routine di stretching per le gambe, che prevede di sedersi sul pavimento. Una volta seduto sul pavimento, stendi le gambe a gambe divaricate. Una volta allungate le gambe, piegati verso il pavimento afferrando le mani sopra la caviglia destra. Allungati, siediti verso l'alto in posizione diritta con le braccia

sopra la testa e poi allungati verso sinistra. Durante l'esecuzione degli esercizi evita di rimbalzare.

Ora unisci le gambe, esegui l'infilata e gli addominali in equilibrio. Inclinare la testa verso l'interno afferrando le braccia intorno alla parte superiore delle gambe e chinando la testa. I glutei devono essere in equilibrio con il resto del corpo mentre le gambe sono infilate verso l'interno. Ora raddrizza le gambe, facendole salire verso l'alto e bilanciando i glutei con le mani infilate sotto i tendini del ginocchio. Successivamente, rimbocca e rotola come all'inizio e poi sdraiati sul pavimento con le braccia distese sopra la testa.

Successivamente, puoi eseguire le flessioni. Siediti a terra con le ginocchia sollevate e i talloni dei piedi a contatto con il pavimento. Appoggia i gomiti sulle ginocchia, con le braccia distese verso l'alto. Con i gomiti appoggiati sulle ginocchia, fletti le gambe. Successivamente, fletti le gambe raddrizzandole mentre estendi le braccia sopra la testa e i gomiti piegati. Ora allunga le braccia sopra la testa in alto mentre distendi le gambe il più possibile e poi punta le dita dei piedi. Rilassati

Puoi eseguire esercizi per rafforzare e scolpire l'interno cosce, il girovita, la schiena e così via. Gli esercizi indicati sono un inizio. Ora, siediti sul pavimento con le mani distese sopra la testa e piegati in avanti afferrando le mani ai piedi.

Alcuni altri esercizi di Hensel includono il sollevamento delle gambe anteriori e posteriori, le flessioni a calcio singolo e così via. I sollevamenti delle gambe anteriori e posteriori iniziano sul pavimento mentre sei sdraiato su un fianco. Una volta sul fianco, solleva la gamba verso l'alto, tocca davanti, tocca indietro e poi solleva di nuovo la gamba verso l'alto. Anche le flessioni a calcio singolo sono un esercizio a terra.

Per eseguire le flessioni, appoggiati sul pavimento con i glutei che ti sostengono. Posiziona le mani sulla schiena e lascia che ti tengano in posizione. Ora calcia una gamba verso destra mentre ti pieghi all'indietro e poi calcia la gamba sinistra. Esegui l'azione per 11 volte.

Esistono altri tipi di esercizi che possono aiutarti a curvare i muscoli e a ottenere un corpo da urlo. La danza aerobica e la danza combinata possono aiutarti a ottenere un fisico da urlo.

L'AEROBICA DELLA DANZA IN COME SCOLPIRE I MUSCOLI

Alcuni dei migliori esercizi sono la danza e l'aerobica. Questi esercizi, nel corso degli anni, hanno dimostrato di dare ottimi risultati. Gli approcci espressivi alla danza e i benefici fisici spesso derivano dalla danza e dall'aerobica. L'aerobica e la danza hanno dimostrato più volte di ridurre lo stress. Una volta ridotto lo stress, inizierai a sentirti meglio e questo ti spingerà a lavorare per raggiungere i tuoi obiettivi. Uno dei vantaggi dell'aerobica e della danza è che più ti eserciti, più diventerai esperto. Prima che tu te ne accorga, avrai un fisico da urlo e dei movimenti che faranno sedere tutti a guardare.

Una cosa che devi tenere a mente quando esegui passi di aerobica o di danza che comportano salti o altro, è che devi indossare scarpe di supporto. Le scarpe da tennis sono l'ideale. Quando esegui l'aerobica, che deve essere posizionata sul pavimento, rimuovi le scarpe. Rimuovendo le scarpe, il peso in eccesso verrà scaricato e sarà più facile per te scivolare.

Una volta iniziata una routine di danza aerobica, puoi lavorare per sciogliere i muscoli rigidi e muoverti per alleviare lo stress eccessivo. Durante gli esercizi di stretching assicurati di rilassarti e di respirare intensamente. Evita di rimbalzare durante lo stretching e trova la zona di comfort più adatta al tuo corpo. Se esegui una serie di passi di danza e aerobica adeguati, puoi bruciare calorie, aumentare la frequenza cardiaca, migliorare la salute cardiovascolare, bruciare grassi e aumentare l'aspetto del tuo corpo in modo da renderlo più bello in sole due settimane. Naturalmente, non raggiungerai gli effetti migliori finché non continuerai a praticare l'allenamento con costanza.

Ora che hai appreso cosa possono fare per te l'aerobica e la danza, prendiamo in considerazione alcune routine di allenamento per aiutarti a iniziare. A proposito, fai sempre riscaldamento, stretching, esercizio e defaticamento per ottenere i migliori risultati.

Dopo aver fatto stretching, riscaldamento e qualche esercizio iniziale, trova un posto comodo sul pavimento. In questo esercizio dovrai puntare e mantenere la posizione per otto volte, puntando le dita dei piedi e piegandoti in avanti con la faccia rivolta verso il basso. Evita di rimbalzare e poi fletti e mantieni la posizione per 8 conteggi flettendo le dita dei piedi all'indietro e mantenendo la posizione. In altre parole, nella posizione "punta e mantieni" ti piegherai in avanti con la testa che tocca le ginocchia con il viso rivolto verso il basso e le mani che afferrano i piedi. Ti consiglio di consultare il tuo medico prima di eseguire gli esercizi. Se hai lesioni alla schiena, al collo o alla colonna vertebrale, ti consiglio di trovare un esercizio sostitutivo. Devi continuare a eseguire i movimenti di punta, tenuta, flessione, tenuta, rispettivamente per 8 e 6 volte.

La serie successiva è quella degli addominali a terra, in cui ti posizionerai sul pavimento. Una volta in posizione, ti solleverai a metà strada dal pavimento, piegando il gomito verso il ginocchio destro e sollevando la gamba. Quindi, sdraiati sul pavimento e procedi con la fase successiva sollevando e appoggiando il gomito sinistro sul so destro mentre sollevi la gamba. Sdraiati sul pavimento. Segui la procedura ripetendo la routine di puntamento e mantenimento per 8 volte e quella di flessione e mantenimento per 6 volte. Anche in questo caso, se hai qualche tipo di lesione alla colonna vertebrale, non eseguire gli esercizi a meno che il tuo medico non ti autorizzi a farlo.

Una volta terminata la procedura, puoi eseguire gli addominali per 4 volte e continuare con la routine di puntamento e mantenimento per 8 volte e la flessione e mantenimento per 6 volte. Continua così e non ci vorrà molto prima che tu abbia una pancia soda, cosce sode, schiena rinforzata, braccia toniche e così via. L'allenamento è la soluzione per ottenere un fisico da urlo.

ALLENAMENTO IN COME OTTENERE UN FISICO MOZZAFIATO

Scolpire i muscoli è il processo di ripristino delle curve, delle linee e della forza naturale del corpo. Puoi allenarti in molti modi, tra cui resistenza, allenamento della forza, danza, aerobica e così via. Il tipo di macchine disponibili oggi, tra cui il Pilates" e altre macchine, spesso incorporano routine che aiutano a scolpire il corpo, lavorando per ottenere un fisico straordinario.

Al giorno d'oggi sembra che tutti stiano scoprendo il modo perfetto per ottenere il corpo perfetto; tuttavia, la verità è che non esiste una cosa del genere. Il meglio che possiamo fare, come esseri umani, è fare del nostro meglio per raggiungere il massimo della forma fisica e della salute. Tuttavia, dobbiamo continuare. Si dice che questi esercizi facciano miracoli nell'aiutare chi li pratica a scolpire il corpo. Uno degli aspetti positivi delle routine Pilates "Powerhouse" è che le macchine o le routine rafforzano i muscoli senza stressare eccessivamente le articolazioni o le cartilagini del corpo. Questo è importante, perché le articolazioni, una volta lesionate, possono causare dolori fortissimi.

Sono disponibili anche altri esercizi. La cosa più importante da ricordare durante l'allenamento è che ogni parte del corpo ha bisogno di attenzioni particolari. È bene includere allenamenti che riguardino tutte le aree del corpo, compresi i gruppi muscolari grandi e piccoli. I muscoli sono il nostro potere, la nostra influenza e la nostra forza. I muscoli ci danno peso, forza, potenza e movimento. I muscoli lavorano contraendosi.

Personalmente, se vuoi ottenere un fisico da urlo, è meglio che tu conosca i muscoli, i tipi di esercizi, le diete e l'attenzione che ciascuno di essi può avere per te. Inoltre, è bene che tu conosca le tipologie di corpo, perché questo può aiutarti a capire di cosa ha bisogno il tuo corpo.

Quando imparerai a conoscere la salute, la forma fisica e gli esercizi, potrai creare le tue routine. Durante l'allenamento devi includere resistenza, allenamento della forza, cardio, resistenza e così via. Esistono diverse attrezzature per l'esercizio fisico, ma è meglio scegliere quelle che ti permettono di allenare tutto il corpo. Le macchine che allenano solo parti del corpo possono funzionare se includi altri esercizi, ma devi comunque concentrarti su tutte le parti del corpo.

Se puoi permetterti una palestra, questa potrebbe fornirti tutte le attrezzature di cui hai bisogno. Tieni presente che spesso le palestre propongono offerte speciali mensili, festive e così via. Se puoi approfittare di queste offerte, potrai almeno iniziare a lavorare per ottenere un fisico da urlo. Per il momento, però, puoi iniziare ad allenarti a casa.

Puoi fare passeggiate, correre, pattinare, sciare, andare in bicicletta, nuotare e così via per rafforzare il corpo. Infatti, il nuoto è ideale per aumentare la resistenza, la forza, l'energia e molto altro ancora. Il nuoto è uno dei migliori esercizi perché fa lavorare tutto il corpo. Anche camminare è un'ottima attività, perché fa lavorare tutto il corpo. La bicicletta favorisce la forza delle articolazioni, la resistenza dei muscoli e aumenta l'energia. Puoi anche usare la bicicletta come allenamento di resistenza, soprattutto se vai in salita o in zone in cui devi usare più forza per tirare la bicicletta.

Come puoi vedere, non hai bisogno di molti soldi per scolpire il corpo e lavorare per ottenere un fisico mozzafiato. Puoi anche allenarti a praticare l'aerobica a casa, che è ottima per sviluppare la forza, ridurre lo stress, ridurre il peso, scolpire il corpo, aumentare l'energia e molto altro ancora. Nella maggior parte dei casi puoi acquistare dei video a basso costo, che puoi usare come guida per raggiungere la forma fisica. L'ispirazione può guidarti verso un corpo scolpito.

LA SCULTURA DEL CORPO: COME OTTENERE UN FISICO DA URLO

La scultura corporea consiste nel ripristinare la silhouette del corpo, che funziona attraverso l'esercizio fisico e la dieta. Sebbene l'esercizio fisico e la dieta siano utili, per farli funzionare è necessario l'equilibrio. L'equilibrio ti fornisce stabilità e fermezza. L'equilibrio è un modo per mantenere il tuo equilibrio e allo stesso tempo ti offre un'altra possibilità di raggiungere i tuoi obiettivi. L'equilibrio ti offre anche riposo e un surplus di speranza per continuare la tua missione di ottenere un fisico da urlo. Una volta impostata una dieta equilibrata e una routine di esercizio fisico, potrai calcolare i risultati, tenendo conto dei tuoi piani. Man mano che valuterai i tuoi progressi, scoprirai dove potresti aver bisogno di cambiare la routine, oppure di abbandonare o aggiungere qualcosa al tuo piano alimentare.

Hai anche bisogno di coerenza. La costanza ti dà affidabilità e aggiunge consistenza ai tuoi piani. Una volta che avrai lavorato sulla coerenza e sull'equilibrio, avrai la possibilità di raggiungere il tuo fisico mozzafiato. Una cosa che devi tenere a mente mentre lavori per raggiungere il tuo obiettivo è che tutti noi siamo diversi, quindi devi raggiungere un fisico soddisfacente e adatto a te. Una volta raggiunto il tuo obiettivo, però, continua a fare esercizio fisico e a seguire la dieta. Interrompere e ricominciare l'attività fisica e la dieta non è mai positivo. I risultati si trasformano in grasso in fretta e in una lotta per perdere il grasso.

Gli allenamenti e la dieta in progressione ti aiuteranno a progredire nel movimento, nello sviluppo e nella costruzione dei muscoli. Quando inizierai ad allenarti in successione, sarà più facile raggiungere il tuo obiettivo.

Gli allenamenti di resistenza sono fondamentali perché permettono di mantenere la forza e la pazienza. La resistenza è un kit di sopravvivenza, perché aumenta la tua capacità di resistenza. La resistenza è un'esistenza continua e rispettosa.

L'allenamento di resistenza è ottimo, ma è necessario un equilibrio. La resistenza è, per così dire, una battaglia contro i muscoli che questi ultimi potrebbero rifiutarsi di accettare. Molti autori ti diranno che l'allenamento di resistenza è l'ideale, ma quando lavori contro i muscoli potresti avere dei problemi. Pertanto, mantieni l'allenamento di resistenza al minimo. Il tuo corpo ti dirà quanto è in grado di sopportare.

Gli allenamenti sono esercizi faticosi suddivisi in sessioni. Le sessioni comprendono azioni fisiche che includono abilità fisiche. L'intento è quello di mantenersi in forma, esercitandosi e allenandosi per raggiungere un picco centrale che ti aiuti a concentrarti sul tuo obiettivo.

L'allenamento per la forza costruisce la potenza mentale e fisica. Gli esercizi rafforzano i muscoli e forniscono la resistenza necessaria per resistere alla pressione, alla forza e allo stress. L'allenamento della forza è la capacità di difesa per resistere a infortuni, malattie o disturbi. L'allenamento della forza è un grado di intensità che favorisce la capacità di movimento dei muscoli. L'allenamento della forza è anche potenza, forza persuasiva e così via. La forza persuasiva ti aiuterà ad argomentare contro la dieta e l'allenamento. L'allenamento della forza è anche un'espressione intensa, che promuove idee, sentimenti e volontà.

Per questo motivo, quando consideri l'esercizio fisico, combina l'allenamento di forza, la resistenza minima, la resistenza, gli allenamenti in progressione, la costanza, l'equilibrio, gli allenamenti cardio e così via. Successivamente, dovrai imparare la dieta migliore per te. Una volta individuata la dieta più adatta al tuo fisico, sarai sulla buona strada per ottenere un fisico da urlo.

Tieni presente che, mentre ti alleni e ti muovi per ottenere un fisico da urlo, dovrai aumentare la tua capacità di resistenza. La forza di resistenza è la capacità del corpo di continuare a cercare di raggiungere il proprio obiettivo. La forza di resistenza deriva dalla nostra forza vitale, ovvero il metabolismo. Per mantenere il metabolismo hai bisogno di carboidrati, proteine e grassi. Nel tuo piano alimentare avrai bisogno anche di altri nutrienti. Anche vari tipi di esercizi aumenteranno il tuo metabolismo e la tua capacità di resistenza.

SCULTURA IN COME OTTENERE UN FISICO MUSCOLOSO DA URLO

L'esercizio fisico e la dieta sono la strada da seguire se vuoi un fisico mozzafiato. Dovrai anche cambiare il tuo stile di vita e lavorare per ottenere progressione e costanza. In armonia, è necessario anche un equilibrio tra dieta ed esercizio fisico.

Se sei nuovo nel settore del fitness e della salute, potresti visitare la tua biblioteca locale o internet. Queste due fonti possono aiutarti a conoscere i vari tipi di esercizi e le loro proprietà. Inoltre, puoi imparare a conoscere la dieta, l'esercizio fisico e i tipi di attrezzature a tua disposizione.

L'esercizio fisico è uno degli strumenti più preziosi che abbiamo. Se vuoi scolpire i muscoli, devi promuovere il movimento, la contrazione e la forza. Per farlo, devi combinare esercizi che facciano lavorare tutto il corpo. I muscoli hanno però delle estensioni. I muscoli comprendono fibre, articolazioni, ossa, cellule, tessuti e così via. Pertanto, se vuoi impostare una dieta e un esercizio fisico equilibrati, considera tutti i componenti dei muscoli. Esistono anche gruppi di muscoli più piccoli e più grandi.

Il corpo ha più di 400 muscoli. I muscoli fanno muovere il corpo, anche da seduti, in piedi, camminando, riposando e così via. I muscoli pompano il sangue, mentre il corpo solleva pesi e così via. La maggior parte dei muscoli ha un controllo. I muscoli controllano il cuore, la mente e così via.

I muscoli sono tessuti elastici che lavorano per allungare il corpo. I muscoli hanno fibre piccole, che compongono i gruppi di muscoli. Vari tipi di muscoli compongono il corpo, come i muscoli lisci, quelli scheletrici e quelli cardiaci.

Le strutture dei muscoli iniziano con il muscolo stesso, che passa alle fibre muscolari e alla serie successiva di fibre, fino alla miofibrilla e ai muscoli di actina, miosina e sarcomero. I muscoli hanno anche fibre a contrazione rapida e lenta.

I muscoli involontari sono anche noti come gruppi di muscoli più lisci. I muscoli si formano in masse o fogli. I muscoli involontari sono qualcosa di cui non si ha il controllo.

Quindi, i gruppi muscolari principali e i gruppi scheletrici sono quelli su cui devi concentrarti durante l'allenamento. I gruppi muscolari principali includono i quadricipiti, i pettorali, i bicipiti, i deltoidi e gli addominali. Questo gruppo comprende anche il gluteo massimo.

L'addominale è ovviamente lo stomaco, mentre i deltoidi sono le spalle e i loro muscoli, che sono muscoli triangolari ispessiti. Questi muscoli coprono le articolazioni della spalla. Il pettorale è il petto o i muscoli del torace, mentre il quadricipite è il muscolo della coscia. Questo muscolo è uno dei gruppi più grandi, che si divide in quattro parti, partendo dalla parte anteriore della coscia e lavora per espandere la gamba.

Il bicipite è il muscolo del braccio, anch'esso uno dei gruppi di muscoli più grandi. La parte superiore delle braccia si contrae nel tentativo di piegare il gomito. I muscoli hanno due punti di attacco: a un'estremità del muscolo si trova il bicipite brachiale, mentre all'estremità superiore del braccio si trova il bicipite femorale, che si estende fino alla parte posteriore delle cosce.

Anche la miosina è importante da capire, poiché è la proteina dei muscoli. Le proteine dei muscoli garantiscono la formazione di filamenti all'interno dei muscoli, che sono responsabili delle contrazioni muscolari, soprattutto nelle cellule muscolari.

Conoscere i tuoi muscoli può aiutarti a decidere gli esercizi migliori per te. Inoltre, conoscere i nutrienti dell'organismo può guidarti sulla strada giusta per bilanciare la tua dieta. Anche in questo caso, per saperne di più visita la tua biblioteca e/o Internet. Fare acrobazie è una missione da tenere a mente quando cerchi di raggiungere un fisico da urlo.

COME SCOLPIRE I MUSCOLI E OTTENERE UN FISICO DA URLO

Gli atleti spesso si sottopongono a un duro lavoro quotidiano mentre si prefiggono degli obiettivi. Anche se per un attimo gli atleti possono lavorare per raggiungere i loro obiettivi, il più delle volte commettono errori madornali. Durante l'allenamento, gli atleti spesso saltano la pista, cioè perdono l'equilibrio e si allenano in base a nozioni sbagliate. Ad esempio, gli istruttori di palestra spesso dicono agli allievi che è giusto iniziare a sollevare pesi e aumentare il peso durante l'allenamento. In altre parole, diranno agli allievi che è possibile iniziare a sollevare pesi da 40 libbre per qualche minuto e aumentare il peso fino a 45 man mano che si procede con le ripetizioni. Questo è un grosso no, eppure molte persone ci credono. Quindi, se vuoi ottenere un fisico da urlo, devi vivere e imparare, stabilire un equilibrio e vivere e imparare ancora.

Quando inizi gli allenamenti, è molto importante che tu cominci subito con dei raffreddamenti e degli allungamenti. Chi si butta a capofitto in un allenamento completo senza riscaldamento o stretching non fa altro che esporsi a infortuni.

Quando inizi ad allenarti, non pensare alla tua routine di allenamento come a un lavoro, ma considera l'esperienza come un evento divertente e stimolante. Una volta terminato il riscaldamento e lo stretching, inizia un allenamento completo. Cerca di mantenere un ritmo costante.

Sono disponibili diversi tipi di esercizi, ma puoi iniziare prima con lo stretching. Tra gli esercizi che rafforzano la pancia, i fianchi, la parte bassa e alta della schiena, le cosce, le braccia e così via, ci sono gli esercizi di oscillazione delle braccia. Poi ci sono gli esercizi di allungamento laterale, i sollevamenti dei gomiti combinati con le torsioni del busto, gli allungamenti laterali, le flessioni, i rotolamenti della testa e la ripetizione di ogni routine. Quando crei un programma di allenamento, dovresti stabilire un set di ogni allenamento, come ad esempio le distensioni laterali. Il programma ti aiuterà a ricordare il numero di serie e di volte in cui vuoi eseguire gli allenamenti. Ad esempio, se vuoi eseguire le oscillazioni delle braccia 8 volte e 2 serie, devi scriverlo nel tuo programma. Se vuoi eseguire le oscillazioni delle braccia tra le serie 8xs, 2sets, 8xs, 4sets, puoi scrivere anche questo. Tieni presente che all'inizio, quando inizi a fare esercizio fisico, devi andarci piano. Ricorda che l'obiettivo non è quello di ucciderti, bensì quello di vivere in modo più sano e di ottenere un fisico straordinario.

Una volta completati il riscaldamento e gli allungamenti, potrai passare gradualmente a un allenamento completo. Se hai iniziato da poco, cerca di compensare con esercizi che puoi fare se il tuo programma è superiore a quello che pensavi di poter fare. Ad esempio, se il tuo programma di allenamento prevede la flessione laterale. In questo esercizio devi sdraiarti sul pavimento, su un fianco, bilanciando il corpo con il gomito. Devi calciare verso l'esterno, l'interno e l'indietro durante l'esercizio, mentre quando calci all'indietro fai uno sforzo enorme sui tendini del ginocchio e sulla zona delle cosce. Inoltre, sentirai lo sforzo nella zona dei fianchi. Ora, diciamo che questo esercizio ti provoca dolore. Allora, per sostituirlo, ti servirà un esercizio complementare che ti dia gli stessi effetti dell'esercizio per i flessori. I calci dei flessori ti aiuteranno a rassodare cosce, gambe, fianchi, schiena, stomaco, spalle e braccia se eseguiti correttamente. Per questo motivo, devi scegliere un esercizio che ti dia risultati simili.

Sono disponibili diversi esercizi da fare a casa. Alcuni di questi esercizi sono le alzate di ginocchio, i sidekick, le torsioni, le alzate di gomito e le torsioni del busto, gli allungamenti laterali, le oscillazioni delle braccia e così via. Non dimenticare lo stretching.

LO STRETCHING IN COME OTTENERE UN FISICO DA URLO

I muscoli iniziano a scolpirsi nel momento in cui inizi l'allenamento e lo segui. La muscolatura può richiedere del tempo per raggiungere un fisico da urlo, ma l'obiettivo è quello di essere costanti, perseveranti e di rimanere equilibrati mentre ci si allena. La prima cosa da fare prima di iniziare l'allenamento è stabilire un programma e lavorare per raggiungere l'equilibrio. Possiamo valutare un programma che possa andare bene per te. Stabilire un programma per la dieta e l'esercizio fisico combinati è l'inizio del lavoro per ottenere un fisico straordinario.

Durante la definizione del piano alimentare, tieni presente che il tuo corpo ha bisogno di carboidrati, grassi e proteine per ottenere energia. I nutrienti completeranno il metabolismo. (Forza vitale)

Programma: Dieta:

Colazione:

Uova (sode)

1 tazza di latte scremato

Fetta di pane tostato

Una tazza di succo d'arancia

Pranzo:

Mezzo sandwich di manzo

Caffè nero e/o tè senza zucchero

Uvetta o mezza banana

Cena:
Pesce
Fagioli al forno
Carote

Anche se questa dieta potrebbe non essere adatta alla tua corporatura, è un esempio di ciò che devi considerare nella pianificazione della dieta. Le uova, il pesce, il manzo e il grano contengono proteine, essenziali per la crescita delle ossa e lo sviluppo dei muscoli.

Inoltre, i consigli per la salute durante la dieta sono di prendere in considerazione i cereali integrali, i corn flakes, i fiocchi d'avena e/o il grano tritato. I latticini possono includere gelato, latte scremato, latte intero e/o yogurt. NOTA: molte persone hanno mangiato il gelato, in particolare prima di andare a letto, e hanno perso peso. Recentemente è stato scoperto che il gelato aiuta a perdere peso. La frutta può includere mele, arance, banane, succo d'arancia e uvetta. I cereali da prendere in considerazione sono pane di grano, pane bianco, riso integrale, riso bianco, spaghetti di grano e/o bianchi. Le verdure possono includere barbabietole, patate, carote, patate e pannocchie. Gli zuccheri possono includere saccarosio, maltosio, glucosio e fruttosio. Vanno bene anche miele, mars bar, arachidi e patatine.

I fagioli al forno, al burro e al rene sono un buon contorno. Ceci, piselli verdi, soia, lenticchie e così via possono essere ottimi da includere in uno dei tuoi pasti quotidiani. Ora che abbiamo passato in rassegna la dieta, possiamo passare in rassegna un piano di esercizi per ottenere un fisico da urlo.

Esercizio fisico: Routine, Riscaldamento, Stretching, Raffreddamento, Routine:
Riscaldamento (allungamenti)
Allungamenti (allungamenti laterali, allungamenti delle gambe, allungamenti della schiena)
Routine: Alzate di ginocchio, bob in avanti, affondo in avanti, alzate di gomito e ginocchio
Seconda serie: calci ai flessori, sidekicks, sit up

Anche in questo caso, si tratta di una routine di esercizi da tenere in considerazione. Se vuoi iniziare ad allenarti, la cosa migliore che puoi fare è combinare allenamenti di resistenza, forza e resistenza, nonché allenamenti cardio o aerobici. Ricorda sempre di eseguire prima gli allungamenti e il riscaldamento e poi il raffreddamento dopo un allenamento completo.

Dopo il riscaldamento e gli allungamenti puoi iniziare ad allenarti. Se non ti alleni da molto tempo, potresti iniziare con intervalli di 15 minuti, passare a intervalli di 30 minuti e infine arrivare a intervalli di 1 ora. Imposta il tuo programma su tre volte a settimana. Alcune persone amano allenarsi cinque giorni a settimana, ma io ho scoperto che tre giorni sono l'ideale. Comunque, dipende dal tuo tipo di corpo. Una volta che sarai passato all'allenamento completo del corpo, potrai iniziare con vari esercizi, dalle ginocchia alzate ai tocchi di punta.

Tipi di esercizi
Balistica
Isometrici
Esercizi di potenza
Allenamenti Hensel
Allenamento di Pilates
Danza aerobica
Danza
Allenamento di forza
Allenamento di resistenza
Allenamenti di resistenza
Yoga

Sono disponibili diversi altri tipi di allenamento, ma la scelta spetta a te. Una volta fatta la tua scelta in fatto di dieta e allenamento, puoi puntare alla continuità, alla costanza, alla progressione e all'equilibrio. Imparare a conoscere i tipi di allenamento può anche aiutarti a lavorare per ottenere un fisico straordinario.

TIPI DI ESERCIZI PER OTTENERE UN FISICO DA URLO

Una serie di esercizi può aiutarti a ottenere un fisico mozzafiato. Dipende dal tuo obiettivo: vuoi un corpo sodo, tonico, massiccio o scolpito. La combinazione di vari esercizi può aiutarti a raggiungere il tuo obiettivo a prescindere. Se vuoi la massa muscolare, però, devi lavorare con allenamenti di forza, resistenza e endurance combinati. Ora, potresti pensare che gli allenamenti di resistenza vanifichino lo scopo, ma la resistenza contraria ti aiuterà ad aumentare la tua capacità di resistenza. La forza di resistenza ti metterà in prima linea, perché continuerai a cercare di raggiungere il tuo obiettivo. La massa muscolare consiste nell'accumulare tutti i gruppi di muscoli in modo da formare una pila o una dimensione.

I muscoli combinano i tessuti del corpo che producono il movimento. I tessuti sono specializzati nel ripetere le contrazioni e nel rilassare i muscoli. In questo modo, il processo produce il movimento di tutte le parti del corpo, mantenendo la tensione corporea. La tensione si scioglie quando i fluidi pompano liberamente in tutto il corpo.

I muscoli sono organi che compongono tessuti muscolari e fasci di tessuto. I tessuti e i fogli si uniscono per formare dei tessuti connettivi che lavorano con i tendini, nei quali la contrazione collega le ossa, creando così il movimento. I muscoli sono l'influenza del nostro corpo, che sopporta risposte e reazioni, come la potenza. I muscoli sono quindi la nostra forza fisica.

Una varietà di esercizi include lo sviluppo della forza, l'aerobica, la danza aerobica, il ballo, il nuoto, i pesi e così via. Puoi combinare allenamenti di resistenza per rafforzare i muscoli, tonificare il corpo, rassodare e raggiungere un fisico straordinario. La resistenza è la capacità di sopportare allenamenti prolungati, anche dolorosi. La resistenza è la persistenza per un lungo periodo di tempo, che aiuta i muscoli a sopravvivere.

Gli allenamenti possono aiutarti a ridurre lo stress, costruire muscoli, tonificare, rassodare, aumentare l'energia e ottenere un corpo scolpito. Durante l'allenamento devi sempre seguire le regole. Durante l'allenamento è necessario un abbigliamento adeguato e scarpe appropriate per evitare lesioni. A meno che non usi i piedi per scivolare sul pavimento, le scarpe sono necessarie per proteggere caviglie e ginocchia. Gli esercizi di scivolamento richiedono la rimozione delle scarpe, in quanto riducono il peso e facilitano lo scivolamento.

Una volta deciso il tuo obiettivo, dovrai iniziare tutti gli allenamenti con stretching e riscaldamento. La routine dovrebbe essere la seguente: stretching, riscaldamento, stretching, allenamento completo, stretching e raffreddamento. Lo stretching e il riscaldamento aiutano a eliminare le tensioni dai muscoli e a promuovere la flessibilità. La flessibilità permette ai muscoli di muoversi in armonia con la tua routine di allenamento.

Se intendi costruire massa, lo stretching costruisce muscoli più grandi e più lunghi. L'elasticità dei muscoli o delle articolazioni si espande, favorendo il movimento attraverso la flessibilità. Iniziare un allenamento per la costruzione di massa senza fare stretching o riscaldamento può portare a lesioni.

I tipi di esercizi da prendere in considerazione in ogni caso, se l'obiettivo è quello di ottenere un fisico straordinario, sono la resistenza, la forza e l'allenamento cardio.

L'allenamento di resistenza aumenterà i muscoli, che rifiutano la resistenza durante la pressione di bilancieri e manubri. In altre parole, i muscoli lottano contro il sollevamento pesi, opponendo resistenza alla loro forza. Quando i muscoli iniziano a resistere, la forza dei pesi fa sì che le cellule dei muscoli si adattino, creando una crescita cellulare. In altre parole, l'azione aumenta le dimensioni dei muscoli piuttosto che il numero dei muscoli o delle cellule muscolari. (Ipertrofia) (NOTA: chi soffre di problemi cardiovascolari non dovrebbe allenarsi per aumentare la massa) Personalmente, eviterei l'allenamento di resistenza ad alto volume, poiché gli allenamenti non dovrebbero causare la complessità e l'ingrossamento delle cellule, ma dovrebbero creare risultati di riformazione scolpita.

L'allenamento di resistenza recluta le cellule neuronali, che sono le unità di base del sistema nervoso, e favorisce la contrazione muscolare. Quindi, avere un'idea di ciò che ogni tipo di esercizio può fare per te può aiutarti a fare una scelta saggia all'inizio della costruzione di un fisico mozzafiato.

Iniziare non è mai facile, ma una volta che avrai iniziato sarai sulla buona strada per ottenere un fisico da urlo.

COME INIZIARE PER OTTENERE UN FISICO DA URLO

Per prima cosa, devi capire che scolpire i muscoli significa semplicemente sostituire la figura del corpo. In altre parole, se hai una forma fisica piccola, media o grande, la scultura ripristinerà le curve del corpo. Quando parlo di forma fisica grande, intendo dire che il tuo tipo di corpo ha muscoli grandi e primari, il che significa che hai le ossa grosse. Ora, puoi allenarti per ridurre il peso, ma la scultura del corpo non farà altro che ripristinare le tue curve. Per esempio, io ho una struttura ossea media, il che significa che i miei fianchi e la zona del petto, così come le mie gambe, sono più grandi della media. Per perdere peso e raggiungere l'obiettivo di una donna di taglia inferiore, dovrei ottenere un effetto sottopeso. Questo mi farebbe sembrare fuori luogo. Pertanto, se hai una corporatura media, lavora per ripristinare le curve piuttosto che bruciare calorie e grassi in eccesso per ottenere un sottopeso.

Una cosa da fare prima di iniziare l'allenamento è visitare il tuo medico per assicurarti di poterti allenare con l'esercizio e la dieta che hai scelto. Il medico può aiutarti a capire la tua corporatura, che comprende altezza e peso. Se sei alto 1,80 m, il peso medio può variare da 125 kg a 140 kg in modo confortevole. Il peso, quindi, non è il problema principale se desideri un fisico da urlo.

Per aiutarti a costruire un fisico da urlo, possiamo prendere in considerazione alcuni esercizi. Per cominciare, puoi allungare le braccia sopra la testa, tirando il corpo verso l'alto mentre ti allunghi. Mentre esegui l'esercizio, nota le sensazioni che provi nel corpo. Notare le sensazioni e i sentimenti ti aiuterà a raggiungere una zona di comfort. Nell'esercizio fisico e nella vita, devi imparare ad accettare in larga misura anche i disagi. Mentre ti alleni, nota che la tensione o lo stress iniziano ad abbandonare il tuo corpo.

Mentre ti alleni puoi notare una leggera tensione nella zona delle braccia, mentre la tensione diminuisce negli addominali. Potresti provare fastidio. La risposta è la reazione del corpo al nuovo cambiamento.

Mentre ti alleni, il corpo si adatta ai cambiamenti e i muscoli si rilassano. Il rilassamento favorirà la flessibilità. Ora allunga le gambe. Trova una zona comoda sul pavimento. Durante lo stretching evita i rimbalzi, perché potrebbero lacerare legamenti, tendini o nervi. Seduto sul pavimento, allarga le gambe il più possibile. Osserva la sensazione di allungamento e familiarizza con i tuoi disagi. Mentre le gambe sono divaricate, allunga il corpo verso destra, afferrando le mani sul piede centrale. Mantieni la posizione per 8 volte e poi allunga il corpo verso l'alto.

Ora, con la schiena dritta, allungati verso l'alto. Assicurati di allungare le braccia sopra la testa fino a dove riesci ad arrivare. Allungati verso il lato sinistro, eseguendo le stesse azioni. Esegui lo stretching per 5 volte e continua ad eseguire lo stretching per tutto il processo di allenamento.

Successivamente, puoi iniziare l'esercizio di addominali, che aumenterà l'equilibrio del corpo.

Mettiti in posizione seduta bilanciando il corpo e continua la routine. Con le gambe unite, ti piegherai verso l'interno, mentre la testa si inclina in avanti. Le braccia devono afferrare i polpacci, mentre la schiena si estende gradualmente verso la parte posteriore, mantenendo così il corpo fermo. Successivamente, raddrizza il corpo, mentre le gambe si sollevano e le mani afferrano i bicipiti femorali, per poi bilanciarsi. Passa alla posizione, rimboccando ancora una volta il corpo verso il lato interno, e poi distenditi, sdraiandoti sul pavimento con le mani sopra la testa. Puoi iniziare con gli allungamenti e il riscaldamento, per poi passare a un allenamento completo per ottenere un fisico da urlo. Ora possiamo studiare la resistenza e/o l'allenamento per capire come può aiutarci.

LA RESISTENZA IN COME SCOLPIRE I MUSCOLI

La costruzione e/o l'allenamento della resistenza aumentano la forza del muscolo, mentre si preme contro il peso dei muscoli. La maggior parte dei bodybuilder utilizza bilancieri e manubri per ottenere risultati. Quando inizia l'allenamento di resistenza, le cellule delle fibre muscolari si adattano all'eccessiva quantità di lavoro applicata dalla macchina. In questo modo, le cellule dei muscoli iniziano a ingrandirsi: il processo di ingaggio sposta le cellule neuronali in un gruppo più grande, favorendo le contrazioni dei muscoli.

Durante la fase di ipertrofia (l'ingrandimento dei muscoli attraverso la crescita delle cellule, che è l'aumento delle dimensioni degli organi del corpo, piuttosto che della quantità delle sue cellule) si svolgono molte azioni.

Ad esempio, durante il processo la forza dei muscoli inizia ad aumentare, mentre si sviluppano la resistenza, le dimensioni e la potenza. La resistenza aumenta la forza e la densità delle ossa e riduce il grasso. Il resistance building aumenta il rapporto tra i grassi e aumenta l'energia bruciando unità di energia (kilojoule). Si dice che la ginnastica di resistenza riduca la frequenza cardiaca, la pressione sanguigna e possa essere responsabile della riduzione dei rischi di complicazioni cardiache. Si dice anche che il resistance building sia responsabile della promozione dell'equilibrio e della forza. Inoltre, si sostiene che il resistance building aumenti la tua vita, migliorando la capacità di resistenza. Inoltre, si sostiene che il resistance building riduca il rischio di patologie articolari dolorose, come l'artrite, e riduca il rischio di diabete.

Per studiare il resistance building, tuttavia, avrei bisogno di un background approfondito e di recensioni di coloro che lo hanno effettivamente praticato. Non sono pronto a dire che la resistenza è un esercizio che incoraggerei a praticare a chiunque. La resistenza è il processo di rallentamento dei muscoli, delle cellule viventi e dei tessuti. Sebbene la resistenza sia un'abilità inalterata che lavora contro la capacità degli organi di non sottomettersi alle infezioni o alle malattie, si tratta di un allenamento opposto.

La resistenza massimizza le contrazioni muscolari. Le contrazioni muscolari sono i tessuti del corpo che producono il movimento. I tessuti si specializzano subendo contrazioni ripetitive e rilassando allo stesso tempo i muscoli. Il processo produce il movimento di tutto il corpo, che mantiene la tensione o pompa i fluidi in tutto il corpo. I muscoli compongono i tessuti e sono un organo, che si forma in fasci di foglietti e tessuti, che si legano insieme ai tessuti connettivi e ai tendini, che contraggono parti del corpo attaccandosi alle ossa favorendo il movimento.

I muscoli sono l'influenza del corpo che promuove la potenza e la forza. L'allenamento di resistenza, quindi, permette di muovere i muscoli sforzati utilizzando la forza per ottenere uno sforzo. Per capire la resistenza o l'allenamento devi comprendere le MVC (contrazioni volontarie massime), ovvero il processo di contrazione dei muscoli fino al loro limite. La terminologia dell'allenamento con i pesi è costituita da formule, note come x-mount of lifts and maximum repetitions. (XRM)

In generale, gli esercizi di resistenza sono esercizi di costruzione della massa muscolare. Di solito, i sollevatori di pesi e/o i bodybuilder utilizzano un allenamento di forza combinato con un allenamento di resistenza.

Molte palestre raccomandano a chi prende in considerazione il resistance building di considerare il processo di sollevamento, l'intensità, la quantità, la diversità, i sovraccarichi progressivi, il riposo e la ripresa.

Se intendi allenare la resistenza, tieni presente che il recupero dei muscoli è importante. Anche se alcuni consigliano di recuperare durante la notte, personalmente ritengo che ogni due giorni di allenamento di resistenza sia l'ideale. Allo stesso modo, si sostiene che più veloci sono i sollevamenti, maggiore è l'aumento dell'intensità. Contrariamente a questa idea, rimanere costanti ed equilibrati con un basso volume di ripetizioni e un ritmo costante potrebbe rivelarsi più vantaggioso. Prima di iniziare un allenamento di resistenza, ti consigliamo di consultare il tuo medico.

Ora possiamo considerare l'allenamento della forza per ottenere un fisico da urlo.

L'ALLENAMENTO DELLA FORZA IN COME OTTENERE UN FISICO DA URLO

È stato scoperto che l'allenamento della forza riduce i rischi per la salute, costruisce i muscoli, mantiene la forza e fornisce un risultato complessivo sano. Quando prendi in considerazione l'allenamento della forza, ti consigliamo di visitare il tuo medico per valutare la tua salute, l'allineamento delle articolazioni, la flessibilità dei muscoli, il livello di forza e così via. È meglio fissare un obiettivo che puoi raggiungere piuttosto che fissare obiettivi fuori dalla tua portata.

Quando imposti una routine di allenamento per la forza, devi allungare i muscoli e riscaldarti prima di iniziare a sollevare pesi. Questo processo scioglie i muscoli e favorisce la flessibilità.

Mentre sollevi i pesi, assicurati che le articolazioni siano allineate con i pesi e che la tua posizione sia corretta prima di iniziare a sollevare i pesi. Mentre ti alleni, devi fare dei respiri profondi e permettere al tuo corpo di adattarsi al disagio. Devi usare pesi che bilancino entrambi i lati del corpo. Ad esempio, se stai sviluppando i muscoli del braccio, devi usare la stessa quantità di pesi su ciascun lato. Una volta terminata la routine, invece di allenarti il giorno successivo, lascia spazio ai muscoli per riprendersi. Le raccomandazioni sono di circa quarantotto ore. Una volta terminato qualsiasi tipo di allenamento, compreso quello di forza, dovrai allungare i muscoli e raffreddarli per rilassare il corpo. Dopo l'allenamento devi evitare di assumere altre bevande oltre all'acqua.

Prima e dopo gli esercizi devi evitare di mangiare. Mangiare causerà solo problemi. Infatti, dovresti aspettare almeno un'ora dopo l'allenamento prima di mangiare. Allo stesso modo, non dovresti allenarti subito dopo aver mangiato.

Aspetta sempre un'ora prima di allenarti se hai mangiato qualcosa. In armonia con la dieta, dovresti bere un bicchiere d'acqua mezz'ora prima di mangiare. L'acqua permetterà all'apparato digerente di lavorare meglio e favorirà la riduzione dell'assunzione di cibo. In confronto, dovresti aspettare mezz'ora dopo i pasti per bere delle bevande.

In generale, i vantaggi dell'allenamento della forza sono la promozione della flessibilità, della postura, dei muscoli, della resistenza, dei tendini, delle articolazioni, della composizione corporea complessiva e così via. L'allenamento della forza aiuta anche a ridurre il rischio di lesioni. Se soffri di dolori alla schiena o di lesioni dovute a incidenti, l'allenamento della forza può alleviare il dolore e rafforzare le aree interessate. La composizione del corpo è il punto di partenza della scultura.

Ora che hai imparato qualcosa sull'allenamento della forza, vuoi saperne di più sugli allenamenti di resistenza e sugli allenamenti cardio. Gli allenamenti cardio rafforzano il corpo e ne ripristinano le curve naturali. Puoi usare gli allenamenti cardio per tonificare e rassodare il corpo bruciando grassi e calorie. Tieni presente che gli allenamenti di resistenza ingrossano i muscoli, mentre gli allenamenti cardio li rendono magri e lisci. Gli allenamenti cardio riducono i rischi di infarto, ictus, diabete, malattie e altro ancora.

Gli esercizi di resistenza sono quelli che gli atleti combinano per raggiungere le loro massime prestazioni durante gli allenamenti. La resistenza costruisce i muscoli e aumenta la capacità di resistenza dell'organismo. Puoi combinare gli allenamenti di forza con quelli di resistenza e cardio per scolpire i muscoli più velocemente.

Infatti, puoi combinare allenamenti di resistenza, cardio e forza per ottenere risultati più rapidi e per far lavorare il corpo in armonia. Gli allenamenti di resistenza promuovono la capacità di resistenza e ci forniscono un kit di sopravvivenza per aumentare la resistenza. Gli allenamenti di resistenza sono il momento in cui riceverai la pazienza necessaria per continuare il tuo viaggio verso un fisico straordinario. È la nostra forza d'animo e la continuità della nostra esistenza. Bene, ora ce l'hai. Inizia subito la tua routine di allenamento di forza, resistenza e cardio per ottenere una scultura dei muscoli e un fisico mozzafiato. Ora possiamo passare a saperne di più sugli allenamenti di resistenza.

ALLENAMENTO DI RESISTENZA IN COME OTTENERE UN FISICO MOZZAFIATO

La resistenza è un potente strumento di allenamento che, se stai iniziando ad allenarti, è meglio iniziare lentamente. Se non ti sei allenato per molto tempo, è meglio mantenere il limite di tempo al minimo finché il tuo corpo non si adatta ai cambiamenti salutari. L'allenamento di resistenza migliora la respirazione e la frequenza cardiaca. In altre parole, come l'allenamento cardio o l'aerobica, l'allenamento di resistenza è uno stimolatore di ossigeno. L'ossigeno è un elemento dell'organismo essenziale per favorire la respirazione. L'ossigeno è un gas inodore e colorato che forma composti ed elementi chimici. Pertanto, aumentando l'apporto di ossigeno, aumenterà la frequenza cardiaca delle prestazioni.

Una volta iniziato l'allenamento di resistenza, inizia lentamente, fino ad arrivare ad allenamenti moderati. Una volta raggiunti gli allenamenti moderati, sarà facile lavorare sull'intensità. L'intensità è il momento in cui si sviluppano la forza, la concentrazione, la potenza, la forza e la passione per i risultati. L'intensità deriva dalla moderazione e dall'equilibrio. Il tempo consigliato per un allenamento di resistenza moderato è di 30 minuti. All'inizio, potresti iniziare ad allenarti per dieci minuti a intervalli. In altre parole, stabilisci un tempo per allenarti durante la giornata raggiungendo i 30 minuti.

Prima di iniziare qualsiasi esercizio, è necessario riscaldare e allungare il corpo. Le routine di riscaldamento possono includere passeggiate lente: permettere al corpo di riscaldarsi e allungarsi prima dell'esercizio favorirà la flessibilità, rendendo più facile l'allenamento.

Una cosa che devi tenere a mente mentre ti alleni è che se perdi liquidi sentirai un senso di disidratazione. Dovresti bere solo acqua prima e dopo l'allenamento. Le bibite gassate o altre bevande non fanno altro che vanificare lo scopo. Naturalmente, quando inizi ad allenarti il tuo corpo perderà grassi, calorie, proteine e simili. Dovrai quindi seguire una dieta che ripristini il fabbisogno dell'organismo. Grassi, carboidrati e proteine favoriscono l'energia e la crescita e lo sviluppo dei muscoli.

Gli allenamenti sono calistenici, che includono il movimento. Il movimento deriva dall'aerobica e dagli esercizi. Esistono vari tipi di esercizi, tra cui il calisthenics, l'aerobica, gli esercizi cardiovascolari, l'allenamento e le esercitazioni. Le esercitazioni sono spesso una routine di allenamento più pesante, comunemente utilizzata nei servizi militari.

Gli allenamenti di resistenza possono iniziare con delle passeggiate intorno all'isolato. Potresti iniziare camminando per un isolato ogni giorno e aumentare gradualmente fino ad arrivare a passeggiate più lunghe. Una volta raggiunta una camminata più lunga, potresti modificare la camminata con salite più ripide per incoraggiare la resistenza e il rafforzamento.

Dopo aver raggiunto un livello moderato di resistenza, potresti iniziare a fare esercizi cardio, aerobici, di forza e così via. Incorporando cardio, resistenza, aerobica e allenamento della forza, riuscirai a scolpire i muscoli e a ottenere un fisico da urlo.

Tieni presente che, così come ci sono voluti anni per demolire il corpo, ci vorrà del tempo per ripristinare la sua scultura. La composizione del corpo è l'obiettivo principale dell'allenamento, poiché ripristinerà la figura e le curve naturali del corpo. Per questo motivo, è bene includere allenamenti che favoriscano la composizione corporea. Quindi, la riformazione della struttura ossea o muscolare è un inizio di lavoro per ottenere un fisico straordinario aumentando la composizione corporea.

Gli esercizi che includono la ristrutturazione della composizione corporea sono comuni alla resistenza, all'allenamento della forza, agli esercizi cardiovascolari e all'aerobica. Se vuoi scolpire i muscoli come un culturista, devi aggiungere al tuo programma l'allenamento di resistenza. L'allenamento di resistenza aggiunge intensità alle contrazioni muscolari. Inoltre, l'allenamento di resistenza influisce sul modo in cui i tessuti e le cellule si producono all'interno dei muscoli.

FISICI DA URLO IN COME SCOLPIRE I MUSCOLI CON L'ALLENAMENTO

Allenarsi, allenarsi e ancora allenarsi è il modo per costruire il corpo e ripristinare le sue curve naturali. Alcuni di noi attraversano la vita senza rendersi conto dell'importanza dell'esercizio fisico e della dieta per il nostro corpo. Le persone che cercano di scolpire i muscoli e di ottenere un fisico da urlo spesso si pongono l'obiettivo di assomigliare a qualche star del cinema. Il fatto è che quelle star del cinema si sottopongono a interventi di chirurgia plastica, allenamenti intensivi, diete da fame e così via. Pochi si allenano davvero per ottenere un corpo da urlo attraverso i processi naturali dell'esercizio fisico e della dieta. La dieta naturale e l'esercizio fisico sono la soluzione definitiva per ottenere un fisico mozzafiato, scolpendo i muscoli. Per mantenere la linea una volta raggiunti i risultati, è necessario continuare ad allenarsi, allenarsi e allenarsi ancora per un po'.

L'esercizio fisico si presenta in molte forme. Ci sono gli esercizi di stretching balistico, gli allenamenti cardiovascolari, l'aerobica, l'aerobica da ballo, la danza, la forza, la resistenza e gli allenamenti di resistenza, oltre ad altri tipi di esercizi. Gli allenatori più esperti possono andare in qualsiasi direzione; tuttavia, chi inizia deve lavorare a ritmo lento, passando quindi ad allenamenti moderati. Tieni presente che sforzare troppo il corpo non è un modo per lavorare per la salute e la forma fisica.

Ora, se sei pronto per iniziare ad allenarti, possiamo iniziare con gli allungamenti e il riscaldamento di base. Anche in questo caso, gli allungamenti e il riscaldamento sono essenziali per promuovere la flessibilità e migliorare le condizioni respiratorie e cardiocircolatorie. Facciamo finta che tu abbia appena iniziato ad allenarti.

Esercizio di routine: Stretching e riscaldamento combinati:
Allungamenti
Stretching laterale ... 4xs
Oscillazioni delle braccia ... 4xs
Distensioni laterali ... 2x
Alzate di gomito e torsioni del busto ... 8xs, 2sets
Distensioni laterali ... 6xs
Oscillazioni delle braccia ... 2xs
Alzate di gomito e torsioni del busto ... 8xs, 2sets
Distensioni laterali ... 8xs
Oscillazioni delle braccia... 4xs
Alzate...

Se stai iniziando l'allenamento, potresti voler eseguire meno serie e conteggi per le alzate di gomito e le torsioni del busto, oltre che per le distensioni laterali. Puoi scendere a metà e passare gradualmente a una serie completa e a un conteggio più tardi.

Il prossimo esercizio ti aiuterà a rilassare il corpo, a eliminare lo stress e a iniziare a scolpire e rafforzare il corpo.

Esercizio di routine:
Giri della testa ... 2xs

Alzate delle ginocchia e toccate di gomito ... 16xs
Bob in avanti e tocchi di gomito ... 4xs
Affondo in avanti e tocco di gomito ... 1x
Alzate di ginocchio ... 8xs
Bobbing in avanti ... 4xs
Affondo in avanti ... 1x
Alzate di ginocchio ... 8xs

Punte in avanti 4xs
Affondo in avanti ... 2xs
Passi laterali ...
Alzate...

Tieni presente che durante gli esercizi a terra o lo stretching dovrai evitare di rimbalzare.

Esercizi di routine:
Tocco delle dita dei piedi ... 16xs
Roccia ... 32xs
Tocco delle dita dei piedi ... 16xs
Torsione dell'anca ... 16xs
Scatto e calcio ...

Esercizio di routine:
Scuotere ... 16xs
Saltare sbattendo le ginocchia ... 8sets
Scuotiti ... 16xs
Salta sbattendo le ginocchia ... 8 serie
Scuotiti ... 16xs
Salta sbattendo le ginocchia ... 8 serie

Esercizio di routine:
Alzate delle ginocchia ... 4 ripetizioni
Salta schiaffeggiando le ginocchia ... 8 ripetizioni
Scuotiti... 16xs
Alzate delle ginocchia ... 4 ripetizioni
Scuotere ... 32xs
Ginocchia sollevate ... 4set
Scuotilo ...

Routine a terra:
Punta e tieni premuto ... 8 esercizi
Flessione e mantenimento ... 6 ripetizioni
Punta e Tieni ... 8 passi
Flessione e mantenimento ... 6 ripetizioni
Sit-up ... 4xs
Punta e tieni premuto ... 8 passi
Flessione e tenuta ... 6 ripetizioni
Sit-up ... 4xs
Punto e tenuta ... 8 passi
Flessione e mantenimento ... 6 passi

Questo è un inizio che ti aiuterà ad andare nella giusta direzione per ottenere un fisico da urlo. Gli esercizi rafforzeranno i muscoli, ripristineranno le curve, favoriranno la funzionalità respiratoria e cardio, oltre a scolpire il corpo, ripristinando le curve naturali. Nel complesso, gli esercizi sono strumenti che funzionano bene con la dieta.

Gli strumenti della scultura muscolare per ottenere un fisico mozzafiato

L'esercizio fisico e la dieta sono strumenti che promuovono il raggiungimento di obiettivi significativi. Quando trovi un significato, ti sarà facile lavorare per raggiungere i risultati. L'esercizio fisico e la dieta sono un vantaggio che promuove la salute e la forma fisica. In quale momento dell'allenamento ti alleni, ti eserciti e segui la dieta tenendo a mente i tuoi obiettivi. Gli allenamenti di stretching aiutano le articolazioni promuovendo la flessibilità, mentre i muscoli ne traggono beneficio espandendosi in dimensioni e forma.

La cartilagine delle articolazioni, che richiede meno stress per promuovere la forza e l'elasticità. Le capacità di elasticità delle articolazioni mantengono i tessuti, che alterano la crescita delle ossa. I muscoli, invece, si contraggono, si rilassano e producono movimento. Il movimento promuove livelli costanti di tensione, mentre i fluidi pompano liberamente in tutto il corpo. Gli allenamenti sono strumenti che promuovono la salute, ma devi capire quali sono i tipi di esercizio che possono darti maggiori benefici.

La dieta è necessaria per aiutarti a controllare il tuo peso. La dieta consiste nel ridurre gli alimenti che aumentano il peso. Le diete ad alto contenuto di fibre, le diete prive di sale, le diete a basso contenuto di grassi e gli alimenti in quantità ridotta sono tutti tipi di piani dietetici. La dieta lavora in armonia con l'esercizio fisico. Mentre fai esercizio fisico, perdi nutrienti. Il corpo ha bisogno di proteine perché i muscoli lavorano grazie alle proteine. Le proteine producono aminoacidi, fibre, legami molecolari, peptidi e così via. Pertanto, la dieta deve contenere una quantità equilibrata di proteine per favorire la muscolatura. I legami peptidici sono i legami amminici dell'organismo, ovvero i legami chimici che formano i gruppi amminici degli aminoacidi. Gli amminoacidi si condensano in carbossili.

I carboidrati sono essenziali per promuovere l'energia. Allo stesso modo, i grassi compongono l'energia così come le proteine. I carboidrati sono componenti energetici dei composti organici, che derivano da idrogeno, carbonio e ossigeno. Pasta, pane e patate sono ingredienti dei carboidrati.

Il punto è che combinare una dieta equilibrata con l'esercizio fisico può aiutarti a scolpire i muscoli e a lavorare per ottenere un fisico da urlo. Un fisico da urlo è il ripristino delle curve del corpo, ma gli esercizi tonificano, migliorano e rassodano il fisico mantenendo il peso. In questo modo, l'esercizio fisico contribuisce a migliorare il corpo promuovendo la salute.

Ora che conosci la dieta e l'esercizio fisico, puoi iniziare a lavorare per raggiungere i tuoi obiettivi. Tieni presente che, come la dieta, anche l'esercizio fisico richiede equilibrio.

È possibile scegliere tra diversi tipi di esercizi, tra cui gli esercizi di forza, gli esercizi cardiovascolari, gli esercizi isometrici, isocinetici, isotonici e altri ancora. Se vuoi ripristinare le curve naturali del corpo, promuovere la salute e rimanere costante con un bel fisico, devi combinare insieme aerobica, resistenza, danza, allenamento della forza e allenamento cardiovascolare. Anche l'allenamento cardio deriva dall'aerobica, ma i tipi di routine variano.

Tieni presente che quando inizi ad allenarti dovrai consultare il tuo medico per assicurarti di poter procedere con l'allenamento. Anche se nessun medico stabile ti negherà la possibilità di migliorare la tua salute, i medici ti consiglieranno ciò che è giusto per te.

Se presenti rischi per la salute, il medico ti consiglierà i tipi di esercizi da evitare. Una volta appreso ciò che puoi fare, potrai iniziare ad allenarti lentamente. Fai sempre riscaldamento e stretching prima di iniziare qualsiasi esercizio. Se hai una complicazione alla schiena, cerca di evitare gli addominali impropri e altri esercizi che sollecitano il collo e la schiena. Gli addominali infatti non fanno bene a nessuno, soprattutto se la persona non esegue l'esercizio in modo corretto.

Per esempio, gli addominali in cui il corpo si allunga verso l'alto in una posizione curva, mentre le ginocchia si uniscono ai gomiti, e poi il corpo si distende verso il pavimento e si alza di nuovo, sono un esercizio pericoloso. Ricorda che il riscaldamento è un ottimo inizio per raggiungere un fisico da urlo.

RISCALDAMENTO IN COME SCOLPIRE I MUSCOLI PER OTTENERE UN FISICO MOZZAFIATO

Il riscaldamento è una parte dell'esercizio fisico che ti permette di ottenere i massimi risultati. Sebbene la maggior parte delle persone trovi delle scuse per riscaldarsi prima dell'esercizio o per lanciarsi in un allenamento completo senza riscaldarsi, ciò che non capisce è che sta vanificando il suo scopo.

Il riscaldamento può fornire al fisico le fasi di regolazione essenziali e favorire la posizione di riposo del corpo per passare alla fase di allenamento. Se esegui il riscaldamento in modo corretto prima di allenarti, puoi ridurre le possibilità di infortuni e migliorare le tue prestazioni.

Quando ti riscaldi prima di allenarti, la temperatura corporea aumenta e questo favorisce il flusso sanguigno. Il sangue scorre attraverso i muscoli, aumentando le prestazioni durante l'allenamento. Anche la frequenza cardiaca aumenta e la respirazione si dilata, preparando il sistema respiratorio e cardiovascolare all'allenamento.

In armonia, gli impulsi neuronali aumentano, favorendo il movimento muscolare. I muscoli possono quindi rilassarsi e contrarsi a una velocità maggiore. Anche la velocità metabolica si modifica con gli esercizi di riscaldamento, favorendo così il rilascio del flusso di ossigeno. Nel momento in cui ti riscaldi, muovi i tessuti muscolari e le cellule con una velocità sufficiente. I muscoli si allungano e si distendono con uno sforzo minore. Il riscaldamento mette in moto la tua mente e il tuo corpo per raggiungere i tuoi obiettivi.

Ora che hai imparato cosa può fare il riscaldamento per te, puoi iniziare a muoverti verso l'allenamento completo. I vari tipi di allenamento includono allenamenti di resistenza progressiva, isometrici, isocinetici, aerobici, di danza, di forza, di resistenza, di resistenza e così via.

Gli allenamenti isometrici sono allenamenti dimensionali bilanciati, che producono peso esercitando i muscoli. Di conseguenza, l'isometrico è un allenamento di forza. Le azioni dell'allenamento isometrico mettono in tensione i muscoli. Una volta applicata la tensione, i muscoli iniziano a contrarsi. Questo allenamento è ideale per chi vuole costruire massa muscolare. Se soffri di problemi cardiaci, questo non è un allenamento adatto a te, poiché le contrazioni dei muscoli limitano e le risposte statiche dei muscoli riducono il flusso di sangue che circola attraverso i vasi sanguigni. Chi soffre di problemi cardiaci potrebbe causare l'arresto del cuore eseguendo questo allenamento.

L'allenamento isocinetico accende la contrazione dei muscoli grazie alle cariche positive. Gli allenamenti isocinetici resistono alle pressioni che i fluidi applicano per aumentare la potenza della resistenza. In altre parole, puoi aumentare la velocità, forzando i muscoli a vari livelli. Ad esempio, se scegli di allenarti con pesi di forza inferiore, i livelli di resistenza si bilanceranno.

Anche altri tipi di esercizi, come quelli isotonici, dinamici a resistenza costante e variabile, possono contribuire a ottenere un fisico da urlo.

L'isotonico è la tensione e le contrazioni muscolari, che si riferiscono a contrazioni attraverso l'accorciamento dei muscoli sotto una tensione moderatamente costante. Il sollevamento pesi è un buon esempio di allenamento isotonico. In altre parole, si ottiene di più con uno sforzo minore.

Gli allenamenti a resistenza progressiva aiutano a guadagnare muscoli, rafforzandoli e rimodellandone le dimensioni. Gli allenamenti progressivi sono uno dei metodi utilizzati dai bodybuilder per costruire massa.

Prima di iniziare l'allenamento devi assicurarti di aver compreso i tuoi obiettivi. Se il tuo obiettivo è scolpire i muscoli e ottenere un fisico da urlo, allora evita l'allenamento che i bodybuilder comunemente utilizzano per costruire la massa. D'altra parte, se vuoi costruire massa muscolare, la strada da percorrere è quella degli allenamenti di resistenza progressiva, insieme agli allenamenti di forza e ad altri tipi di allenamenti di resistenza. Tuttavia, è bene tenere a mente che il tipo di corpo gioca un ruolo importante nei risultati che si possono ottenere.

RESISTENZA PROGRESSIVA IN COME SCOLPIRE I MUSCOLI

Hai intenzione di diventare un bodybuilder? Se no, allora è meglio evitare gli allenamenti a resistenza progressiva. Gli allenamenti a resistenza progressiva aiutano a guadagnare muscoli costruendo massa, che rafforza e rimodella la dimensione dei muscoli.

Il segreto è iniziare con pesi bassi e aumentare gradualmente la quantità di pesi da sollevare. I muscoli faranno resistenza ai pesi e questo li costringerà ad adattarsi all'aumento del peso. Il livello di funzionamento dei muscoli aumenta e aumentano anche le probabilità di raggiungere il massimo delle prestazioni.

L'ipertrofia è uno dei programmi che la maggior parte dei bodybuilder segue per aumentare la crescita delle cellule e ridimensionare gli organi. La crescita degli organi va di pari passo con la dimensione dei muscoli, piuttosto che produrre un aumento delle cellule muscolari. In altre parole, la massa muscolare si sviluppa quando le fibre iniziano a ispessirsi.

Anche gli esercizi di resistenza possono migliorare le proporzioni dei muscoli e l'equilibrio. Questo processo è fondamentale, perché se i muscoli non sono in equilibrio potrebbero avere più forza in un'area e meno in un'altra. Anche i muscoli lenti hanno bisogno di equilibrio.

Quando inizi una qualsiasi routine di allenamento devi considerare i principi. I principi dell'allenamento includono la gamma di movimenti, l'intensità, la definizione degli obiettivi, la visualizzazione, le variazioni, la disciplina, l'equilibrio e soprattutto la sicurezza.

L'ampiezza del movimento muscolare dipende dalla quantità di sforzo che vuoi compiere nell'esercizio. Gli allenamenti ad alta intensità ti danno forza e ti aiutano a concentrarti sui tuoi obiettivi. L'intensità favorisce anche la potenza dei muscoli utilizzando la forza per aumentare il rilassamento e le contrazioni. Gli obiettivi sono importanti: se non hai uno scopo, un significato e degli obiettivi, non riuscirai a raggiungere i tuoi risultati. La visualizzazione ti fornisce un'immagine mentale che ti aiuta a raggiungere i tuoi sogni.

Le variazioni ti aiutano a scegliere una serie di routine di allenamento che ti aiuteranno a raggiungere un fisico straordinario. La disciplina ti aiuta a regolare gli allenamenti e la dieta, aumentando il controllo sul tuo allenamento. In questo modo, la disciplina ti conferisce autorità su di te. L'equilibrio promuove la stabilità, il portamento, la fermezza e ti fornisce una bilancia per misurare e calcolare i tuoi risultati. L'equilibrio è quindi un regolatore.

La sicurezza ti dà sicurezza, mettendo al riparo il tuo benessere dai danni. Se metti la sicurezza al primo posto, eseguirai le routine in modo corretto seguendo le regole.

In generale, gli allenamenti di resistenza progressiva sono il processo di massimizzazione delle tue capacità. Gli allenamenti a resistenza progressiva possono includere il sollevamento di pesi, che con il tempo vengono aumentati. In altre parole, se inizi sollevando 10 libbre di pesi su ogni braccio, rimanendo costante con 4-6 ripetizioni, potresti voler aumentare i pesi in seguito. Per esempio, potresti iniziare a sollevare 10 kg di pesi, rimanendo costante nelle ripetizioni. Dopo aver sollevato 10 libbre di pesi per un certo periodo di tempo, noterai il desiderio di aumentare le ripetizioni. Invece di aumentare le ripetizioni, aumenta la quantità di pesi sollevati.

Anche se molti ti fanno credere che le ripetizioni siano l'azione più importante negli allenamenti, il fatto è che le ripetizioni in equilibrio ti daranno risultati più rapidi rispetto all'aumento delle ripetizioni e al bilanciamento dei pesi. Pertanto, aumenta sempre i pesi sollevati e regola le ripetizioni.

Quando inizi ad allenarti tieni a portata di mano una tabella e prendi appunti per ogni allenamento. La tabella ti aiuterà a regolare, bilanciare e rimanere coerente. Inoltre, la tabella ti aiuterà a capire quando è necessario cambiare gli allenamenti. In sintesi, crea un programma a cui puoi attenerti mentre lavori per ottenere un fisico da urlo.

Come abbiamo discusso in precedenza degli allenamenti isometrici, abbiamo appreso che questi esercizi possono

aiutare ad aumentare la muscolatura, ma dobbiamo capire
più nel dettaglio cosa possono fare gli allenamenti isometrici
per te.

ISOMETRIA: COME SCOLPIRE I MUSCOLI PER OTTENERE UN FISICO MOZZAFIATO

L'isometria è una forma di allenamento di resistenza. L'allenamento aiuta a promuovere l'aumento dei muscoli o della forza. L'isometria è un allenamento stazionario che consiste in esercizi che fanno lavorare i muscoli spingendoli contro altri muscoli e rimanendo fissi o contro i muscoli, il che rafforza il muscolo. In questo modo, l'allenamento è uno stimolo aggiunto a stimoli che costringono i muscoli a rispondere. Secondo alcuni studi, l'allenamento isometrico può produrre risultati come l'allargamento della crescita delle cellule, che ridimensiona i muscoli e non le cellule. In altre parole, l'allenamento rafforza le fibre muscolari attraverso la resistenza. Secondo alcuni studi, l'isometria aiuta anche a guadagnare muscoli, mentre la costanza lavora per aumentare i punti di rilassamento e contrazione dei muscoli.

L'allenamento isometrico richiede di bilanciare gli spazi articolari tra file di muscoli divergenti. Gli allenamenti isometrici non richiedono il sollevamento di pesi, ma aumentano la forza dei muscoli; tuttavia, gli allenamenti isometrici non sono in grado di costruire o scolpire i muscoli da soli. In altre parole, è necessario allenarsi con altri tipi di esercizi incorporati alle routine isometriche. L'allenamento con i pesi, se associato all'isometria, può aiutarti a scolpire i muscoli più velocemente. Tuttavia, quando combini l'isometria con un allenamento di resistenza progressivo, le possibilità di ripristinare il fisico naturale del corpo aumentano.

Una delle regole d'oro per l'allenamento isometrico e per l'allenamento di altre aree è applicare l'allenamento isometrico dei flessori dopo l'allenamento della tua normale routine. In altre parole, quando finisci di sollevare pesi inizia la routine isometrica dei flessori. I culturisti incorporano questa routine nel sollevamento pesi e affermano che i muscoli dei costruttori sono migliorati in termini di vascolarizzazione e di dettaglio muscolare complessivo.

Per aiutarti a eseguire la flesso-isometria possiamo prendere in considerazione alcune routine. Anche in questo caso, fai sempre riscaldamento e stretching prima di iniziare un allenamento completo.

La flessione è un processo che consiste nel sedersi sul pavimento e leggere la flessione delle gambe. Mentre ti appoggi al pavimento, usa le mani, la parte inferiore delle braccia e i glutei per sostenere il tuo peso. Una volta in posizione, calcia con le ginocchia piegate, calciando in alto e in fuori, allargando le gambe. Successivamente, porta le gambe verso l'interno, ripeti e poi ancora verso l'interno.

I calci laterali sono un altro tipo di allenamento isometrico. Durante l'esecuzione della tattica, calcia le gambe con una falcata, posizionandoti sul pavimento, e calcia velocemente all'indietro e ai lati puntando le dita dei piedi e calciando in modo ampio.

I calci a flessione singola prevedono di posizionarsi a terra, bilanciando il corpo con i glutei e le mani dietro la schiena, e allo stesso tempo di calciare la gamba destra verso l'alto mentre si impara a tornare indietro. Ripeti i passaggi su entrambe le gambe.

Le flessioni delle gambe prevedono di sedersi sul pavimento con i gomiti e le ginocchia piegati verso l'alto e le gambe flesse. A questo punto, raddrizza le gambe e le braccia, allunga le braccia sopra la testa piegando i gomiti e poi allungati verso l'alto il più possibile puntando le dita dei piedi.

La flessione e la tenuta incorporano l'allenamento di punta e tenuta. Siediti a terra in una posizione comoda. Ora punta le dita dei piedi in avanti mentre sei rivolto verso il basso con la testa che tocca le ginocchia e le mani che si aggrappano ai piedi. Conta fino a otto e inizia la flessione e la tenuta, flettendo le dita dei piedi all'indietro mentre mantieni la posizione. La testa si abbassa al centro mentre le punte delle dita toccano le dita dei piedi. Conta fino a sei e rilascia.

Esistono vari altri tipi di flessioni isometriche, quindi devi leggere e imparare. Se sei alle prime armi con l'allenamento, ti consigliamo di imparare tutto il possibile prima di iniziare un allenamento e di parlare con il tuo medico per assicurarti che la routine sia adatta a te. Ora fai stretching!

COME SCOLPIRE I MUSCOLI E OTTENERE UN FISICO DA URLO

Gli allungamenti

Negli articoli precedenti abbiamo parlato dell'importanza dello stretching da eseguire prima e dopo l'allenamento, ma ciò che molti articoli non riescono a far capire è quanto lo stretching sia vitale per le articolazioni e i muscoli. Se da un lato lo stretching favorisce la flessibilità, dall'altro migliora la coordinazione e la rapidità, oltre ad altre abilità. Lo stretching riduce anche lo stress e rilassa i muscoli. Quando i muscoli sono rilassati, si riduce il rischio di lesioni. In armonia, lo stretching allevia l'indolenzimento dei muscoli e delle articolazioni e aumenta la forza dei muscoli. NOTA: è importante non rimbalzare mai durante lo stretching.

Lo stretching statico è uno dei tipi di stretching che gli attori o i figuranti eseguono spesso. Lo stretching statico può ridurre l'indolenzimento. Lo stretching statico riduce anche la valuta elettronica dei muscoli scheletrici. NOTA: durante lo stretching devi evitare di sforzare i muscoli.

Vuoi rilasciare la tensione mentre esegui gli esercizi di stretching. Lo stretching può anche allungare la durata del movimento muscolare. Gli esercizi di stretching devono essere eseguiti sia prima dell'allenamento che dopo. Tuttavia, se vuoi ottenere risultati migliori durante l'allenamento con i pesi o l'allenamento di forza, puoi fare stretching anche tra un esercizio e l'altro: in questo modo allungherai i muscoli e rilascerai la tensione, favorendo così le tue probabilità di ottenere il massimo rendimento.

Lo stretching rende i muscoli più lunghi e più grossi, facendoli uscire e allungandoli al massimo della loro capacità. Lo stretching raddrizza e allarga anche i muscoli.

Ora possiamo iniziare con alcune routine di stretching. Abbiamo toccato le basi di queste routine in passato, ma nella mia esperienza e formazione ho scoperto che gli allungamenti nominati funzionano meglio. Naturalmente, è bene includere anche gli allungamenti statici.

Routine:
Per prima cosa, mettiti in posizione con la postura dritta. Stai in piedi con le gambe leggermente divaricate e allunga il braccio destro sopra la testa, sollevando a metà anche il braccio sinistro sopra la testa. Ruota, cambia braccio ed esegui la stessa azione allungandoti fino a dove riesci ad arrivare. Sentirai la tensione abbandonare la lunghezza del fianco, del collo, delle spalle e della schiena, mentre sentirai una leggera trazione nelle braccia e nelle gambe. Ciò che sta accadendo è che i muscoli e le articolazioni stanno rilasciando la tensione, preparando così il tuo corpo a un allenamento impegnativo. Se soffri di mal di schiena o di lesioni alla colonna vertebrale, questo è il miglior esercizio che tu possa fare. Personalmente, ho subito gravi lesioni ai legamenti, ai tendini, ai nervi e alla colonna vertebrale. Pertanto, questo esercizio ti darà un notevole sollievo dal dolore.

Puoi eseguire un esercizio simile anche al mattino, al risveglio, sdraiandoti sulla schiena e allungando le braccia e le gambe fino a raggiungere la massima estensione. Se senti dolore o inizi a tremare, oltre a provare una sensazione di bruciore, interrompi subito l'esercizio di stretching. L'obiettivo dello stretching è quello di sciogliere le tensioni, sciogliere i muscoli e ridurre il dolore.

Lo stretching laterale è un altro tipo di esercizio di stretching che puoi eseguire. L'azione inizia in posizione eretta con le gambe divaricate. Puoi usare un asciugamano per sostenere la parte superiore della schiena. Una volta in posizione, puoi allungarti verso destra con le mani sopra la testa e la testa inclinata verso destra, allungando così i fianchi verso sinistra. Ora allungati in avanti mentre le palle delle mani toccano le ginocchia e la testa si inclina in avanti, allungati a sinistra e raddrizza il corpo con le mani completamente sopra la testa. Nella maggior parte dei casi, sentirai la tensione abbandonare le varie aree del corpo; tuttavia, potresti sentire una leggera tensione nella zona del collo. Cerca di evitare di sforzare troppo il collo, perché potresti lacerare terminazioni nervose, tessuti e così via.

Ora scopri di più sull'aerobica e sull'anaerobica.

ANAEROBICA E COME SCOLPIRE I MUSCOLI PER OTTENERE UN FISICO DA URLO

Quando lavori per ottenere un fisico da urlo, devi inserire l'allenamento aerobico nei tuoi piani. L'aerobica favorisce l'equilibrio, le funzioni cardiovascolari, respiratorie e così via. L'aerobica brucia gli acidi grassi liberi e definisce il fisico nel suo complesso. Alcune persone, come i bodybuilder, spesso credono che l'aerobica vanifichi il loro scopo. In realtà, il sollevamento pesi senza aerobica è una sconfitta per la salute.

Lo sforzo submassimale del cuore diminuisce quando si pratica l'aerobica. L'aerobica può anche ripristinare il glucosio, importante per l'insulina, e sostituire gli acidi lattici dell'organismo, ripristinando gli acidi piruvici. Gli acidi lattici sono un acido organico incolore che si produce all'interno dei muscoli e che spesso si trova nel latte avariato.

Ora possiamo considerare i tipi di aerobica, tra cui l'anaerobica e l'aerobica vera e propria. L'anaerobica non produce ossigeno, mentre l'aerobica ne produce. L'anaerobica prende il posto dell'ossigeno per il metabolismo, che non richiede ossigeno. L'aerobica favorisce il metabolismo fornendo energia. L'aerobica brucia gli acidi grassi grazie all'uso dell'ossigeno, mentre l'anaerobica lavora insieme all'allenamento di resistenza progressiva per costruire i muscoli. Il vantaggio è che puoi allenarti tre volte a settimana, ma se fai aerobica devi allenarti solo da una a mezz'ora a settimana per mantenere un sistema cardio sano. Ora, se aumenti le ore di allenamento puoi bruciare i grassi prima. Una cosa che devi tenere a mente quando lavori con i pesi e combini l'aerobica è che devi prevedere un intervallo tra gli allenamenti. In altre parole, un giorno fai pesi e un altro aerobica.

Una cosa che devi tenere a mente. L'atletica è insegnata a sopportare i colpi e a continuare a lavorare, per così dire. L'insuccesso che ne consegue si è dimostrato fruttuoso nel corso dei secoli. Quando si imposta l'allenamento per raggiungere gli obiettivi, è necessario un periodo di riposo e di recupero. Senza recupero e riposo, il corpo finirà per crollare. Uno dei motivi principali per cui l'atletica fallisce è l'eccessivo sforzo del corpo, che non lascia spazio al recupero e al riposo.

Tutti noi dobbiamo imparare a distinguere il momento dell'esercizio fisico da quello del riposo. Se non riesci a capire i tempi, il tuo corpo e le tue prestazioni avranno molte zone d'ombra.

Quindi, se vuoi un fisico da urlo e muscoli scolpiti, dovrai impostare una routine che funzioni al meglio per te. Ti consigliamo di studiare tutti i tipi di esercizi per imparare la routine di allenamento più adatta a te. Quando inizi ad allenarti, tieni presente che nel corso dell'allenamento potresti notare delle aree che vorresti modificare. Questo fa parte del piano. In qualsiasi piano, ci saranno dei cambiamenti per raggiungere i migliori risultati. Pertanto, se commetti degli errori non preoccuparti, perché gli errori si verificano.

Ora sei pronto a fissare il tuo obiettivo. Se il tuo obiettivo è scolpire i muscoli e lavorare per ottenere un fisico mozzafiato, non morire di fame, credendo che questo sia il modo per riformare il corpo. Affamare il corpo causa carenze, obesità, anoressia, bulimia e altri problemi di salute. Il corpo ha bisogno di nutrienti, tra cui carboidrati, fibre, grassi, proteine, calorie e altro ancora per funzionare correttamente. Per questo motivo, devi impostare un piano alimentare adeguato che si concili con le tue attività di allenamento. Se pratichi aerobica, allenamenti di resistenza progressiva, allenamento con i pesi e altri tipi di allenamento, impara ciò di cui hai bisogno per ripristinare i nutrienti dell'organismo. L'esercizio fisico consuma i nutrienti del corpo, che la dieta sostituirà.

Ricorda che i grassi sono salutari per l'organismo, in quanto favoriscono l'energia. Mentre fai aerobica, bruci i grassi che la dieta sostituisce. L'aspetto positivo è che i grassi alimentari sostituiranno i grassi positivi. Ora puoi iniziare a sviluppare i muscoli.

SVILUPPARE I MUSCOLI CON LA SCULTURA PER OTTENERE UN FISICO DA URLO

L'esercizio fisico e la dieta sono un modo infallibile per sviluppare i muscoli, scolpirli e ottenere un fisico da urlo. L'allenamento per la forza è uno degli esercizi migliori per costruire i muscoli, ma è necessaria una certa varietà. L'allenamento per la forza crea resistenza, equilibrio, frequenza, intensità, costanza, ampiezza, respirazione, ampiezza, velocità, progressione e altro ancora.

L'allenamento della forza comprende ripetizioni, intensità e alta intensità. L'allenamento per la forza lavora per il potenziamento dei gruppi muscolari più grandi e più piccoli, rafforzando i muscoli e promuovendo l'elasticità delle cartilagini o delle articolazioni. L'allenamento per la forza costruisce anche la composizione corporea, ovvero l'assetto del corpo. L'allenamento della forza aumenta il metabolismo, le prestazioni e la salute.

L'allenamento diretto aumenta le dimensioni dei muscoli, promuovendo al contempo l'intensificazione. L'allenamento gonfia i gruppi muscolari più grandi. Allo stesso tempo, l'allenamento allunga la forza. I muscoli, i tessuti del corpo, le cellule e così via, producono movimento attraverso il rilassamento e le contrazioni. Durante l'allenamento, i muscoli si contraggono costantemente. I muscoli si rilassano in particolari tipi di movimento. Il movimento è indispensabile. I muscoli fanno lavorare tutto il corpo. Per tutta la durata dell'allenamento per la forza, ogni gruppo di muscoli equilibra la tensione. Mentre la tensione si equilibra, i liquidi del corpo si pompano e fluiscono liberamente. Il processo avvia il flusso di adrenalina, che a sua volta aumenta il flusso di sangue.

Il nostro corpo ha vari aspetti, tra cui i tessuti, gli organi e così via. Nel complesso, i tessuti, gli organi e le cellule compongono i muscoli, che si formano in fasci di fogli. I muscoli connettivi si formano per collegarsi ai tessuti, alle articolazioni, ai tendini, ai legamenti e così via. Una volta che le unità si combinano, si produce una contrazione che attacca i risultati alle ossa. La combinazione di articolazioni, ossa, tessuti, cellule e muscoli influenza la forza, favorendo la resistenza e la nostra capacità di muoverci liberamente.

Le nostre cartilagini, che chiamiamo articolazioni, lavorano con i muscoli. Le articolazioni richiedono uno stress minore rispetto ai muscoli per funzionare. Durante l'allenamento devi concentrarti sull'estensione dell'elasticità delle articolazioni piuttosto che sull'aumento dei muscoli nelle articolazioni. L'elasticità fornisce flessibilità, che rende le cartilagini forti. Le articolazioni influenzano poi la crescita delle ossa.

L'allenamento della forza, una volta iniziato, farà sì che il tuo corpo resista alla forza, alla pressione e allo stress. L'allenamento della forza serve a creare ispirazione e a scolpire i muscoli. Questa routine ti fornisce la carica necessaria per evitare complicazioni di salute, infortuni, malattie e simili.

Una volta iniziato l'allenamento, devi impostare una routine adeguata. All'inizio potresti sentirti un po' uno schifo, ma una volta entrato nel ritmo inizierai a sentire i risultati. Gradualmente inizierai a sentirti bene e vedrai che avrai bisogno di allenamenti aggiuntivi per beneficiare dell'allenamento della forza.

L'allenamento della forza aumenta l'intensità. L'intensità ti spinge a raggiungere i tuoi obiettivi. Gli obiettivi giocano un ruolo fondamentale nel raggiungimento degli stessi: se non hai degli obiettivi, non avrai uno scopo e, di conseguenza, non troverai il senso dell'esercizio fisico e della dieta. L'intensità potenzia la tua mente e il tuo corpo, apportando una forza che rafforza le tue capacità generali. Quindi, l'intensità e gli obiettivi combinati favoriscono la concentrazione. Quando inizierai a concentrarti, resterai consapevole dei tuoi obiettivi e ti concentrerai sullo scopo. La riflessione e la mediazione diventeranno parte integrante della tua routine di allenamento.

L'allenamento per la forza aumenterà anche il tuo livello di energia, il che ti porterà direttamente all'allenamento per la resistenza. Quindi, potrai inserire l'allenamento per la forza, la resistenza, gli allenamenti progressivi, l'aerobica e molto altro nei tuoi piani per ottenere un fisico da urlo. Non dimentichiamo che gli allenamenti cardiovascolari sono incorporati nell'aerobica, che devi includere nei tuoi piani per promuovere una salute migliore. A seguire, scopriremo come la bicicletta può aiutarci a raggiungere un fisico da urlo.

LA BICICLETTA COME SCOLPIRE I MUSCOLI PER OTTENERE UN FISICO STRAORDINARIO

Quando non hai i soldi per pagare le spese mensili della palestra, la bicicletta può essere un modo per rafforzare i muscoli, bruciare i grassi, ridurre le calorie e molto altro ancora, aggiungendo alle tue attività settimanali allenamenti di resistenza, esercizi di endurance e così via. La bicicletta fa lavorare facilmente fianchi, gambe, braccia, stomaco, fianchi e altri muscoli. Una volta iniziato a pedalare, potrai presto aumentare le marce o iniziare a pedalare in salita. La pedalata in salita aumenterà la resistenza dei muscoli e li rafforzerà. Se combini la camminata con la bicicletta, potrai raggiungere un fisico da urlo.

Se non hai una bicicletta, puoi rovistare in giro e acquistare una buona bicicletta usata a basso costo. L'uso della bicicletta aumenta la tua energia e allevia lo stress di muscoli e articolazioni. Naturalmente, quando pedali sentirai un po' di tensione, ma si tratta solo dei muscoli che si adattano ai cambiamenti.

Puoi anche incorporare gradualmente allenamenti aerobici, passeggiate e bicicletta per ottenere un fisico da urlo. Una volta combinate le tre cose nel tempo, noterai un cambiamento straordinario nel tuo corpo. Tuttavia, prima di andare in bicicletta, camminare o fare aerobica, è bene fare stretching e riscaldarsi.

La bicicletta è uno sport divertente che ti permette di prendere aria fresca e allo stesso tempo di rafforzare i muscoli. Ogni minuto che passi in bicicletta, le risposte dei muscoli si intensificano, aumentando la crescita. Allo stesso modo, ogni volta che cammini, promuovi il movimento dei muscoli. L'aerobica regola il sistema cardiovascolare e quello respiratorio insieme, facilitando la respirazione e aumentando la frequenza cardiaca. Una volta che la frequenza cardiaca aumenta, si crea spazio per la costruzione dei muscoli.

La bicicletta incurva il corpo e scolpisce i muscoli. Sebbene alcune persone sostengano che andare in bicicletta e camminare non rafforzi i muscoli, io sono la prova vivente che queste persone mentono. Un tempo camminavo per lunghi tratti e andavo in bicicletta, ottenendo un corpo tonico. Subito dopo l'allenamento il mio corpo è diventato tonico e in forma e avevo gambe potenti come un bue. Naturalmente, oggi, se si aggiunge la danza, si può raggiungere una scultura corporea superba come quella che si desidera. Mentre la camminata e la bicicletta insieme aumentano il tono muscolare del corpo, la danza e l'aerobica aumentano il tuo fascino.

La prima cosa che devi fare per ottenere un fisico da urlo è fissare degli obiettivi per te stesso. Una volta fissati gli obiettivi, troverai lo scopo di raggiungerli e il significato dell'esercizio fisico e della dieta.

Che significato hanno per te l'esercizio fisico e la dieta? Quanto sono importanti per te l'esercizio fisico e la dieta per ottenere un fisico da urlo? Naturalmente, è bene evitare di sottoporre il corpo a sforzi eccessivi, che non fanno altro che provocare un fallimento. Pertanto, stabilire dei tempi di riposo e di recupero tra un allenamento e l'altro è l'ideale per raggiungere i tuoi obiettivi.

Anche se vai in bicicletta, cammini, balli e fai aerobica, avrai bisogno di riposare. Il corpo ti ringrazierà in seguito.

Una volta fissati i tuoi obiettivi, puoi iniziare a conoscere meglio la bicicletta, l'aerobica, la danza e la camminata per capire cosa puoi ottenere da queste azioni. Ad esempio, se il tuo obiettivo è quello di bruciare calorie ed esegui passi aerobici di base per un'ora, con un peso di 130 kg potresti bruciare 354 calorie. Se il tuo peso si aggira intorno ai 190, potresti bruciare fino a 518 chili eseguendo passi aerobici di base. Se invece pratichi l'aerobica ad alto impatto, potresti bruciare 413 chili e fino a 604 chili. Andando in bicicletta, se pesi 130 chili e vai a 10 miglia all'ora, puoi bruciare 236 nel tempo libero, ma se vai a 20 miglia all'ora con lo stesso peso, puoi bruciare 944 in una corsa per vincere. Ora possiamo conoscere le calorie per capire di quante ne hai bisogno per mantenere il peso.

CALORIE IN COME SCOLPIRE I MUSCOLI PER OTTENERE UN FISICO DA URLO

Le calorie sono un elemento fondamentale per alcune persone, quindi possiamo aiutarti a capire come puoi perdere calorie eseguendo determinati esercizi e seguendo la tua dieta.

Innanzitutto, se inizi un allenamento aerobico di base puoi perdere da 354 a 518 calorie, a seconda del tuo peso. Se scegli gli allenamenti aerobici ad alto impatto puoi perdere da 413 a 604 calorie, sempre a seconda del tuo peso. Se invece scegli lo zaino, puoi perdere da 295 a 431 calorie. Giocando a pallacanestro, puoi perdere da 472 calorie a 690, a seconda del tuo peso. Andare in bicicletta nel tempo libero a 10 miglia all'ora può aiutarti a bruciare da 236 a 345 calorie, a seconda del tuo peso e dell'attività svolta. Per esempio, se inizi a fare corse vigorose e stazionarie potresti bruciare da 620 a 906 calorie.

Ora, prima di iniziare a bruciare queste calorie, devi capire quante calorie potresti consumare ogni giorno. Per aiutarti possiamo stilare una tabella delle calorie che ti aiuterà a impostare una dieta equilibrata. Per sopravvivere hai bisogno di almeno 2500 calorie al giorno. Le calorie sono l'unità di misura dell'energia del corpo. Le calorie determinano la temperatura del corpo.

Tabella degli alimenti con calorie

Carne e pollame

Le bistecche e il manzo a 8oucnes equivalgono a circa 325 calorie quando vengono consumate.

Il manzo macinato contiene dall'8% al 15% di grassi. Un panino di manzo da 8 once produce 400 o 525 calorie. Le bistecche rotonde da 8 once hanno circa 425 calorie, mentre le bistecche di controfiletto da 8 once equivalgono a circa 475 calorie.

Pane

Pane non imburrato: Un etto equivale a 75 calorie

Una fetta di pane equivale a 100 calorie a seconda delle dimensioni

Un panino medio equivale a 125 calorie

Pane integrale uguale a 125 calorie

Un panino medio imburrato equivale a 175 calorie

Muffin medi equivalgono a 200 calorie, che comprendono sia i muffin dolci che quelli al mais

Muffin inglese di dimensioni normali uguale a 150 calorie

Bagel grande uguale a 225 calorie

Succhi di frutta

Succo d'arancia, limonata, spumante e succo di mela equivalgono a 125 calorie con una tazza

Una tazza di succo di mirtillo, ananas e uva equivale a 150 calorie

Succo di pompelmo uguale a 100 calorie per tazza

Latticini

Gli yogurt dipendono dalla marca. Ad esempio, lo yogurt magro ha 150 calorie per tazza, mentre gli yogurt magri aromatizzati hanno 200 calorie. Il volume di calorie più basso è quello degli yogurt magri surgelati, che con un taglio hanno solo 75 calorie.

Una tazza di sorbetto equivale a 250 calorie

La dieta continua
Le uova bianche jumbo equivalgono a 125 calorie, mentre 3 uova grandi equivalgono a 300 calorie.
Una tazza di latte scremato è pari a 100 calorie
Una tazza di latte magro è pari a 150 calorie
Il gelato gourmet ha 300 calorie in una sola coppa
Un comune gelato in una coppetta ha 275 calorie
Una tazza di ricotta ha 200 calorie
Formaggio: un'oncia normale equivale a 100 calorie
Formaggio a pezzetti: mezza tazza di formaggio equivale a 175 calorie
Formaggio modificato a basso contenuto di grassi, un grammo equivale a 75 calorie
Formaggio modificato a pezzetti, una mezza tazza equivale a 125 calorie

Oli e grassi
Oli vegetali, un cucchiaio equivale a 125 calorie
Burro, un cucchiaio equivale a 100 calorie
Panzerotti, 0 calorie
Margarina, 1 cucchiaio da tavola uguale a 100 calorie
Maionese, 1 cucchiaio equivale a 100 calorie

Frutti,

L'anguria ha 50 calorie per due pezzetti sani
Una mela media ha 100 calorie
Un mandarino ha 50 calorie per un pezzo grande
Le ciliegie hanno 75 calorie per tazza
Una pesca media ha 50 calorie
Una banana grande equivale a 125 calorie

In generale, puoi mescolare e combinare per ottenere un apporto calorico di 2500 calorie, ma alcuni tipi di corpo possono richiedere più calorie. Consulta il tuo medico per stabilire la quantità di calorie necessarie al tuo corpo. Hai del grasso?

I GRASSI IN COME SCOLPIRE I MUSCOLI PER OTTENERE UN FISICO MOZZAFIATO

Vuoi bruciare i grassi? Se l'obiettivo è bruciare i grassi per ottenere un fisico da urlo, ti consigliamo di saperne di più sui grassi prima di bruciare tutte le tue energie.

I grassi hanno un ruolo fondamentale per il nostro corpo. I grassi assorbono particolari vitamine, che vengono digerite attraverso i grassi solubili. I grassi sono quindi necessari per continuare questa funzione. Il nostro corpo assume il carotene, che deriva dalla vitamina A, e senza grassi non possiamo produrre questa utile vitamina. Il carotene proviene dalle piante ed è un pigmento di colore arancione. La sostanza chimica organica è un composto che si presenta in varie forme, producendo così la vitamina A. Puoi assumere la vitamina A bevendo latte o mangiando tuorli d'uovo.

La vitamina A assorbe la vitamina D. Una volta assorbita, la vitamina si trasmette alle ossa e ai denti, favorendo la formazione di calcio. I grassi includono acidi, anch'essi essenziali per l'organismo. Ad esempio, i grassi includono gli acidi linoleico e linoleico. Questi due acidi collaborano con gli aminoacidi dell'organismo. Gli acidi linoleici sono quindi fondamentali, in quanto agiscono per migliorare la produzione di crescita.

I grassi, ad esempio le valvole piloriche dello stomaco, collegano l'addome all'intestino più piccolo e allo stomaco, che con i grassi pone le basi per una costrizione delle dimensioni quando il cibo viene digerito, influendo anche sullo stomaco. Se la costrizione fosse maggiore, la fame sarebbe costante.

I grassi iniettano anche gli ormoni che causano i sintomi della fame. Anche i grassi sono fondamentali, poiché ci forniscono una fonte di energia. Anche i carboidrati e le proteine producono energia, ma le capacità di immagazzinamento all'interno dell'organismo sono limitate, per cui entrambi dipendono dai grassi. Se i grassi non venissero digeriti, perderemmo i livelli di energia e l'equilibrio. Per esempio, se dovessi lavorare, otterresti la maggior parte dell'energia dai grassi, ma se il corpo fosse carente di grassi, avresti difficoltà a lavorare.

NOTA: se vuoi bruciare i grassi in eccesso, devi inserire una routine aerobica nel tuo allenamento. L'aerobica brucia i grassi in eccesso; al contrario, il sollevamento pesi e gli sprint non bruciano i grassi. Anzi, durante questi esercizi brucerai meno grassi.

I grassi immagazzinati nel corpo, che vivono sotto la pelle (grassi sottocutanei), ci terranno al caldo nelle stagioni fredde. L'aspetto negativo è che questi grassi ostacolano la scultura dei muscoli, se vengono immagazzinati in eccesso. Pertanto, se sei una donna, la percentuale complessiva di grassi in quest'area dovrebbe aggirarsi intorno al 6%. Gli uomini beneficiano di una percentuale di grassi sottocutanei pari alla metà di quella delle donne. NOTA: ridurre questo grasso potrebbe rivelarsi utile se la percentuale è più alta.

I grassi sono anche protettori. Quando cadi e ti manca il grasso corporeo ti ferisci più velocemente. Anche i nostri organi principali hanno dei grassi che li circondano e che ci proteggono. Ad esempio, i grassi proteggono il cuore, i reni, il cervello e il fegato.

Gli acidi grassi sono trigliceridi. I trigliceridi sono grassi naturali all'interno dei tessuti dell'organismo, composti chimici uguali (estere) che si formano a partire da molecole di glicerolo idrossilico (alcol) e tre molecole di acidi grassi. L'estere è un composto organico. Ora, devi prestare attenzione ai grassi insaturi e saturi, poiché i grassi saturi possono causare danni secondo gli esperti. Evita gli oli vegetali perché, contrariamente a quanto si dice in giro, rappresentano una seria minaccia per la salute e quindi il burro funziona altrettanto bene.

Bene, hai fatto un'analisi generale dei grassi e di come funzionano per il tuo corpo, tuttavia durante la dieta vuoi ridurre al minimo l'assunzione di grassi per mantenere un corpo scolpito. Ora possiamo scoprire come le vitamine giocano un ruolo importante per un fisico da urlo.

Le vitamine in Come scolpire i muscoli per raggiungere un fisico da urlo

Le vitamine sono sostanze organiche o naturali, essenziali per la nostra dieta. Tra le varie vitamine vi sono la A, la C, la D, la E, la K, la B-1, la B-2, la B-3, la 6 e la 12. Per aiutarti a capire meglio le vitamine, ti preparo un diagramma di flusso. Il diagramma includerà le risorse dietetiche, insieme a una breve descrizione delle funzioni di ciascuna vitamina.

Vitamina A

La vitamina A proviene dalle verdure a foglia scura gialla e verde. Puoi assumere la vitamina A anche dai latticini, come il latte, il burro e le uova. La vitamina A è utile per la crescita e la formazione del corpo, compresi pelle e capelli. La vitamina A ci aiuta anche a vedere durante le ore di buio.

Vitamina C

La vitamina C è un acido assorbente che contribuisce a rafforzare il sistema immunitario dell'organismo, compreso lo sviluppo del collagene, delle ossa e dei denti.

Vitamina D

Proviene anche dai prodotti caseari, tra cui uova, formaggio, latte, fegato, margarina e così via. La vitamina D aiuta ad aumentare la capacità di assorbimento dell'organismo, favorendo il calcio. Il calcio aiuta a formare i denti e le ossa e a mantenerli forti.

Vitamina E

La vitamina E si trova nel fegato, nei tuorli delle uova, nella vegetazione verde con foglie e nelle patate. Dalle patate si ottengono anche i carboidrati. La vitamina E è un antiossidante. Gli antiossidanti sono necessari per prevenire i danni alle cellule. In armonia, gli antiossidanti prevengono i danni muscolari e lo sviluppo dei globuli rossi. La vitamina E è un fluido viscoso di colore giallo pallido che si ottiene da uova, burro, cereali e così via. I fluidi sono essenziali per la fertilità.

Vitamina K

La vitamina K blocca la coagulazione del sangue e si trova nelle patate, nel tuorlo delle uova, nelle verdure verdi e nel fegato.

Vitamina B-1

La vitamina B-1 è una risorsa naturale idrosolubile che promuove l'energia. La vitamina B-1 si trova nei fagioli, nei cereali, nei piselli e nelle verdure.

Vitamina B-2

La vitamina B-2 aiuta a liberare l'energia proveniente dagli alimenti ed è disponibile in vegetali verdi, cereali, uova, latte e carne.

Vitamina B-3

Anche la vitamina B-3 aiuta a produrre energia e si trova in uova, cereali, noci, legumi, pollame e carne.

La vitamina B-6 proviene da vegetazione verde e rigogliosa, carne, cereali e noci. Questa vitamina agisce per scomporre il glicogeno e le proteine e per costruire i componenti del sangue.

La vitamina B-12 è utile per promuovere la salute dei sistemi neuronali, che formano i corpi, leggere le cellule del sangue. Puoi assumere questa vitamina da carne, fegato, uova, fagioli e latte.

Ora il trucco sta nel capire di quali vitamine ha bisogno il tuo corpo. Puoi decidere riconoscendo le carenze. Ad esempio, se ti manca l'energia, potresti aver bisogno della vitamina B-1, degli acidi pantotenici e della vitamina B-3.

Se noti che hai difficoltà a vedere di notte o che la tua pelle e i tuoi capelli sono deboli, potresti aver bisogno di un maggior quantitativo di vitamina A.

Imparando a conoscere meglio le vitamine e lavorando per soddisfare le esigenze del tuo corpo, potrai raggiungere un fisico da urlo. Quando ti senti in salute, spesso è più facile rilassarsi e fare attività fisica. Tuttavia, per lavorare in armonia con le vitamine è necessario fare esercizio fisico e seguire una dieta corretta.

L'esercizio fisico non solo cambia la nostra prospettiva di vita, ma migliora anche il nostro corpo. Quando inizi a fare esercizio fisico, però, perdi i nutrienti che vuoi sostituire con le vitamine e la dieta. Per questo motivo, imparare di più sui nutrienti potrebbe esserti utile. Ti consiglio di andare su internet o di parlare con il tuo medico per determinare la tua direzione prima di iniziare a lavorare per ottenere un fisico da urlo. Il tuo medico potrebbe aiutarti a decidere le vitamine di cui il tuo corpo ha bisogno, il tipo di esercizio fisico e la dieta più adatti a te. Più cose sai, più possibilità avrai di raggiungere i tuoi obiettivi. Ora possiamo considerare i minerali.

Minerali in Come scolpire i muscoli per raggiungere un fisico mozzafiato

I minerali promuovono la salute. I minerali sono contenuti negli ormoni, negli enzimi e nella struttura dell'organismo. I minerali svolgono inoltre un ruolo fondamentale nel mantenere la salute di ossa e denti. I minerali mantengono la frequenza cardiaca e regolano gli acidi dell'organismo. I minerali sono utili per scolpire i muscoli, in quanto facilitano le contrazioni dei muscoli, che muovono gli impulsi neuronali. Allo stesso modo, i minerali lavorano in armonia con le tecniche di scultura del corpo, poiché regolano il metabolismo cellulare dell'organismo.

Complessivamente, più di 20 minerali ci danno buone soddisfazioni. Alcuni di questi minerali sono lo zolfo, il sodio, il cloro, il calcio, il fosforo e così via. Il calcio è uno dei minerali più conosciuti. Il calcio proviene dal formaggio, dal latte, dalla vegetazione scura e rigogliosa e dalle leguminose. Il calcio rafforza le ossa, i denti e i nervi. Inoltre, il calcio favorisce la contrazione muscolare e aiuta a fermare la coagulazione.

I minerali del fosforo provengono da cereali, latte, pesce, formaggio, pollame, carne e bevande gassate. Il fosforo rafforza i denti e le ossa, oltre a fornire un componente della circolazione energetica (ATP).

I minerali di zolfo favoriscono i tessuti connettivi, le cartilagini e i tendini. Lo zolfo è presente negli alimenti ricchi di proteine.

Il sodio proviene dagli alimenti preparati e dal sale. Il sale è necessario per far funzionare i neuroni e per mantenere in equilibrio le sostanze chimiche a base acida. (Elettrolita)

I minerali di potassio provengono da legumi, noci, cereali, frutta e carne. Il potassio è un minerale comune che gli elettroliti (composti separati da ioni in soluzioni) mantengono in equilibrio gli acidi. Il minerale favorisce la contrazione dei muscoli e la conduzione dei neuroni.

Il cloro svolge le stesse azioni del potassio e del sodio, ma è un agente degli acidi dello stomaco. Il cloro viene digerito dai sali, dal digiuno, dai cibi pronti e dai sali sostitutivi.

Lo zinco proviene da ostriche, carne di manzo, cereali integrali, noci particolari, carni scure della categoria del pollame e così via. Lo zinco aiuta a regolare il metabolismo degli alimenti, grazie all'azione degli enzimi.

Il ferro proviene da cereali, carni, leguminose, uova e vegetazione rigogliosa. Il ferro è un minerale che forma la mioglobina e l'emoglobina del nostro corpo, che si trovano nel sangue. In questo modo, il ferro libera le energie dell'organismo.

Il rame è presente in noci, patate, carni organiche, frutta secca e crostacei. Il rame è utile per produrre i globuli rossi.

Lo iodio proviene da uova, pesce, carne, sali iodati e prodotti caseari. Lo iodio regola gli ormoni, o tiroidi, che regolano il metabolismo. Pertanto, lo iodio è una fusione di proteine.

I minerali di selenio provengono dalla carne, da particolari vegetali, dai frutti di mare e dai cereali. Il selenio apporta benefici all'organismo, poiché le sue capacità antiossidanti proteggono le membrane cellulari.

Il cromo proviene da carne, lievito, ostriche, buccia di mela e così via; questo minerale controlla il metabolismo dell'organismo, affiancando l'insulina.

Il magnesio proviene da cereali, verdure a foglia verde, noci e soia. Il magnesio è utile per promuovere la salute delle ossa, rilasciando le energie che provengono dagli alimenti e favorendo allo stesso tempo gli impulsi neuronali.

Il cobalto è contenuto nella vitamina B-12 e può essere assunto dai cereali e dalla vegetazione. I minerali di cobalto aiutano le vitamine B-12 a funzionare correttamente.

I minerali di silicio provengono dall'acqua e non ci sono prove a sostegno della loro capacità di formare la pelle e di aiutare i tessuti connettivi, oltre a contribuire alla prevenzione delle malattie cardiache.

Vari altri tipi di minerali possono aiutare in molti modi, ma al momento non sono approvati dalla RDA o dalla FDA. Questi minerali includono piombo, molibdeno, nichel, stagno, manganese e vanadio. NOTA: il vanadio potrebbe essere oggetto di studi per dimostrare che aiuta gli enzimi; tuttavia, questo minerale è un "elemento metallico bianco e viscido" che contiene veleni. Diversi altri minerali devono essere presi in considerazione con attenzione, ma i minerali sono necessari per aiutarci a raggiungere un fisico da urlo. Ora possiamo saperne di più sulla scelta dell'attrezzatura.

SELEZIONE DELL'ATTREZZATURA IN COME SCOLPIRE I MUSCOLI

La scelta dell'attrezzatura per gli esercizi ha un ruolo fondamentale nel lavoro di scolpire i muscoli per ottenere un fisico da urlo. Inoltre, devi considerare le corrette routine di allenamento. I vari tipi di esercizi includono: resistenza, aerobica, allenamento della forza, resistenza, resistenza progressiva e così via. La resistenza e l'aerobica sono due tipi di esercizi da includere in qualsiasi routine di allenamento.

L'allenamento per la resistenza permette di aumentare la forza e la resistenza. I tapis roulant sono una forma di allenamento di resistenza che aiuta ad aumentare il metabolismo. La bicicletta e i tapis roulant possono essere utili per chi ha problemi di peso. Una volta scelto il tipo di attrezzatura e di allenamento a cui vuoi aderire, dovrai considerare anche la dieta. L'esercizio fisico e la dieta sono solo l'inizio per ottenere un fisico da urlo.

Anche l'attrezzatura, i tipi di allenamento e il tipo di corpo sono importanti da capire per raggiungere un fisico da urlo. Ad esempio, se il tuo obiettivo è costruire massa muscolare, dovresti considerare l'allenamento di resistenza progressiva, l'aerobica, la resistenza e l'allenamento di forza. Allenarsi pompando attrezzature pesanti, aggiungendo pesi per sovraccaricare i muscoli, non fa altro che aumentare gli infortuni. Se intendi costruire la forza nei gruppi muscolari più grandi senza considerare l'aspetto cardiovascolare, non fai altro che danneggiare l'organismo. Ecco perché è importante scegliere l'attrezzatura giusta. Allo stesso tempo, devi includere resistenza, allenamento della forza, resistenza e aerobica per bilanciare i tuoi allenamenti. Dovrai anche seguire una dieta equilibrata.

Durante l'allenamento, noterai che ogni macchina o allenamento agisce in modo leggermente diverso. A volte, però, i risultati si presentano in forma estremamente diversa. Ad esempio, l'aerobica fornisce ossigeno ai polmoni, che è fondamentale per l'organismo. Gli allenamenti aerobici aumentano la velocità dei muscoli. Inoltre, gli allenamenti aerobici migliorano il sistema di respirazione e aumentano la velocità del cuore. L'aumento della velocità ti sarà utile durante gli allenamenti di resistenza progressiva o di forza. L'azione lascia spazio alle contrazioni muscolari e alla fase di rilassamento per rimanere aperti all'allenamento.

L'allenamento di forza rafforza i muscoli, ma perderai più grasso con l'allenamento aerobico. Inoltre, l'allenamento di forza flette le articolazioni e aumenta la composizione corporea. Allo stesso tempo, gli allenamenti faranno riposare il metabolismo. L'allenamento della forza migliorerà la condizione fisica generale del corpo. Ogni esercizio chiamato così aiuterà anche a promuovere la salute, riducendo i rischi di lesioni, malattie e così via.

Inoltre, l'allenamento della forza aumenta le fibre proteiche e le loro funzioni. Quando si utilizzano le opportune routine di allenamento per la forza, si possono ottenere molti benefici. L'allenamento della forza fa sì che i muscoli si rilassino grazie alla forza attiva, che contrae i muscoli, marcando così la forza muscolare. Il risultato è che la potenza dei muscoli aumenta. L'allenamento per la forza lavora sui muscoli motori e sui muscoli stabilizzatori. L'allenamento della forza fa lavorare anche i muscoli antagonisti (aggressivi).

Altri tipi di esercizi sono quelli isometrici, di potenza, isocinetici, dinamici, cardio e così via.

Anche gli allenamenti di resistenza, che includono tapis roulant, bicicletta, corsa, pattinaggio, step e tennis, possono aiutarti a scolpire i muscoli. Gli allenamenti di resistenza sono un fattore che aumenta la capacità di resistenza, che ci permette di avere la pazienza di raggiungere l'obiettivo e di continuare ad allenarci. Se vuoi ottenere la resistenza, scegli gli allenamenti di resistenza insieme all'aerobica e all'allenamento della forza. Abbiamo bisogno di potenziare la resistenza, perché la resistenza è la nostra energia e la nostra resistenza. La resistenza ci dà anche la forza di continuare e aumenta la determinazione.

Per saperne di più sui tipi di allenamento, sulle attrezzature per i pesi e così via, visita la tua palestra di fiducia, Internet o la biblioteca locale. Ogni risorsa ti fornirà gli strumenti per iniziare a raggiungere un fisico da urlo. Conosci il tuo tipo di corpo?

TIPI DI CORPO IN COME SCOLPIRE I MUSCOLI

L'esercizio fisico e l'alimentazione sono fondamentali per scolpire i muscoli, ma per ottenere un risultato efficace devi anche conoscere i tipi di allenamento, i tipi di corpo e molto altro. La maggior parte delle persone ha difficoltà a seguire una dieta e a fare esercizio fisico, e il più delle volte il motivo è da ricercare nelle informazioni fuorvianti e nelle aspettative sballate che ci vengono poste dai media, dalla televisione, dalle riviste e così via. Il fatto è che l'esercizio fisico aiuta a mantenersi in forma. Le tipologie di corpo, tuttavia, giocano un ruolo fondamentale nel raggiungimento del tuo obiettivo. I tipi di corpo endomorfi sono spesso di corporatura robusta. La pancia è il punto principale in cui si concentra la massa o la consistenza. Ora, potresti pensare che gli endomorfi debbano fare esercizi per bruciare i grassi velocemente, ma contrariamente a quanto pensi, gli endomorfi devono allenarsi per bruciare meno grasso corporeo.

I tipi di corpo endomorfi richiedono un aumento dell'allenamento muscolare. L'Endomesomorfo ha anche bisogno di più grasso. Questo tipo di persona viene spesso avvistata nel calcio o in sport affini. Durante gli allenamenti, l'Endomesomorfo brucia grandi quantità di calorie e grassi. Ora, potresti pensare che questo sia un bene, ma il corpo ha bisogno di grassi per funzionare correttamente e bruciare troppe calorie e grassi può causare carenze. Quindi, se sei un tipo Endomesomorfo, hai bisogno di cibi grassi, allenamento della forza, aerobica e allenamento della resistenza per raggiungere un fisico straordinario.

I tipi Ectomorfi hanno spesso corpi slanciati, magri e sottili. I loro arti si allungano spesso, quindi l'obiettivo dell'Ectomorfo è quello di ridurre i muscoli e allo stesso tempo il grasso.

Il Mesomorfo ha una forma muscolare. Il bodybuilding è probabile per i Mesomorfi. I tipi di corpo mesomorfi possono trarre beneficio da alti volumi di allenamento con i pesi, da allenamenti di resistenza progressivi e da una minore assunzione di grassi.

I tipi di corpo sono importanti da capire, perché conoscere il tuo tipo di corpo può aiutarti a scegliere la dieta e gli allenamenti migliori per te. Le tipologie corporee sono necessarie da comprendere, ma occorre anche un equilibrio. I bodybuilder fanno spesso esercizi che promuovono gli steroidi e l'adrenalina, riducendo così il metabolismo e vanificando gli scopi salutari dell'allenamento. I bodybuilder raramente si dedicano a routine di resistenza o velocità, perché spesso si concentrano sulla costruzione di massa muscolare. L'idea è deleteria, perché il sistema cardiovascolare non ha la resistenza e la velocità necessarie per funzionare correttamente.

Diversi tipi di allenamenti di resistenza possono aumentare la resistenza e la velocità, tra cui il tennis, il nuoto, il jogging, la corsa e la bicicletta. Quindi, indipendentemente dal tipo di fisico che vuoi ottenere, considera sempre gli allenamenti respiratori e cardiovascolari. In armonia, vuoi capire l'allenamento con i pesi, i tipi di esercizi e cosa può fare ogni routine di allenamento per il tuo corpo, perché una volta acquisita la conoscenza capirai cosa devi fare per ottenere risultati piacevoli. Inoltre, vuoi saperne di più sull'equilibrio tra esercizio fisico e dieta, perché l'equilibrio è la soluzione definitiva per ottenere un fisico da urlo.

Le diete sono, per così dire, i nutrienti del corpo in proporzione. Per funzionare correttamente, il corpo ha bisogno di grassi, fibre, minerali, vitamine, proteine, carboidrati, aminoacidi, calorie, colesterolo e così via. L'organismo ha bisogno di un equilibrio di sostanze nutritive, e anche in questo caso le tipologie corporee giocano un ruolo importante nel decidere di cosa ha bisogno il tuo corpo.

Potresti anche voler approfondire la conoscenza di ciò che fanno i muscoli e di come rispondono agli allenamenti per decidere la migliore routine per il tuo tipo di corpo. Anche in questo caso, è consigliabile incorporare allenamenti di forza, sollevamento pesi, aerobica, resistenza e training di resistenza nella tua routine, indipendentemente dal tipo di corpo.

Ora che hai imparato a conoscere il tuo tipo di corpo, puoi iniziare a fissare i tuoi obiettivi, perché gli obiettivi sono l'inizio per scolpire i muscoli e ottenere un fisico mozzafiato. Anche in questo caso, le remunerazioni dell'allenamento della forza possono aiutarti a raggiungere un fisico da urlo.

LE GRATIFICAZIONI DELL'ALLENAMENTO DI FORZA PER SCOLPIRE I MUSCOLI

Se vuoi scolpire i muscoli puoi imparare ad allenare la forza in modo corretto, il che ti aiuterà a migliorare i muscoli, l'elasticità delle articolazioni, la composizione corporea, il metabolismo e le capacità fisiche generali. Tieni presente che l'allenamento per la forza ha dimostrato di avere effetti benefici sulla salute oltre che sul modellamento dei muscoli. Per questo motivo, come per qualsiasi altro allenamento, avrai bisogno di equilibrio, piani e obiettivi per realizzarlo. In armonia, avrai bisogno di varietà per farlo funzionare.

L'allenamento diretto può aumentare le dimensioni dei muscoli e al tempo stesso sviluppare la forza. La forza ingrandisce i muscoli. I muscoli compongono i tessuti del corpo. I tessuti del corpo producono il movimento muscolare, che promuove contrazioni e rilassamenti ricorrenti. Le risposte producono il movimento. Quando inizi ad allenare la forza, durante le fasi di sviluppo, i muscoli rilasciano e bilanciano la tensione. L'azione pompa i liquidi all'interno del corpo, portando così a risultati favorevoli.

I muscoli sono organi costituiti da tessuti. I tessuti si compongono formando un fascio di lamine o fogli all'interno dei tessuti. I tessuti, i fasci e i muscoli si uniscono per lavorare con i tessuti di collegamento. Di conseguenza, i gruppi si uniscono ai tendini, il che fa sì che i muscoli si contraggano e si fissino alle ossa. I muscoli sono l'influenza del nostro corpo, che ci dà la forza di allenarci.

L'allenamento della forza può quindi fornirti la volontà di difenderti da stress, pressione e forza. L'allenamento della forza può fornirti un modo per resistere agli attacchi dei muscoli, dei tessuti e così via. Attraverso l'allenamento della forza, si raggiungono intensità e forza. L'allenamento della forza difende ancora una volta dalla pressione, dallo stress, dalla forza o dalle influenze, che sono il motivo per cui la maggior parte delle persone fallisce, perché non si allena in modo corretto. Imparare il modo corretto di allenare la forza è quindi essenziale per raggiungere i tuoi obiettivi.

L'allenamento della forza genera intensità. L'intensità genera la potenza, la forza e il vigore necessari per compiere un'azione. L'intensità è stata sviluppata per aiutarti a rimanere concentrato sui tuoi obiettivi. L'intensità integra i tuoi desideri e ti spinge ad agire per raggiungere i tuoi obiettivi. L'intensità ti aiuta anche a rimanere determinato, individuando le aree di preoccupazione e rimuovendole dal tuo percorso, nel tentativo di trarre vantaggio dall'allenamento.

L'allenamento della forza richiede la definizione di obiettivi e piani da raggiungere. Questo è uno degli scopi dell'allenamento per la forza, perché l'allenamento per la forza migliora la tua salute e riduce i rischi di malattie e infortuni. Poiché l'allenamento per la forza rafforza anche il sistema cardiovascolare, prevenendo così malattie cardiache, attacchi e ictus, i tuoi obiettivi verranno messi a fuoco, rendendosi conto che la buona salute è il beneficio generale dell'esercizio fisico.

Inoltre, è bene considerare la composizione corporea mentre si lavora per ottenere un fisico da urlo. La composizione corporea è l'intera composizione del corpo umano, che comprende braccia, gambe, corpo, fianchi e così via. La composizione corporea è la figura in sintesi. Ogni figura basa la sua logica sull'esercizio fisico, sulla dieta e sui tipi di fisico, oltre che sulla composizione, basandosi quindi sui tipi di corpo, che includono Ectomorfo, Endomorfo, Mesomorfo ed Endomesomorfo. Imparare a conoscere il tuo tipo di corpo può aiutarti a decidere la dieta, gli allenamenti e così via, aiutandoti a ottenere un fisico straordinario. La composizione corporea è fondamentale per la tua decisione, perché devi imparare che la scultura dei muscoli è il processo di ripristino delle curve del corpo. L'esercizio fisico ripristina la composizione corporea aiutandoti a rimanere sodo e tonico.

Il metabolismo è fondamentale da capire. Il metabolismo è la nostra sostanza chimica di supporto alla vita, che interagisce con gli organismi viventi, fornendo energia e nutrienti. L'allenamento della forza può richiedere un'ampia riflessione e maggiori dettagli per essere spiegato, ma l'allenamento della forza ti aiuterà a raggiungere i tuoi obiettivi. Sai in che modo le controrepliche ormonali possono ostacolarti?

I RICHIAMI ORMONALI IN COME SCOLPIRE I MUSCOLI

Oh, gli ormoni fanno di nuovo i capricci. Gli ormoni sono fondamentali per scolpire i muscoli e ottenere un fisico da urlo. Gli ormoni necessitano di un equilibrio, proprio come l'esercizio fisico e la dieta. Se gli ormoni non funzionano correttamente, potrebbe essere difficile raggiungere il tuo obiettivo. Gli ormoni sono regolatori. Gli ormoni regolano le sostanze chimiche all'interno dell'organismo. Gli ormoni sono sostanze chimiche della nostra biochimica. Le sostanze chimiche producono sostanze che, in base al progresso del produttore, gli ormoni producono nelle ghiandole endocrine. Grazie alla produzione di sostanze stimolanti, si verificano effetti che influenzano il metabolismo. Il metabolismo è la nostra fonte di energia vitale, che determina la nostra vita o la nostra morte.

Le ghiandole endocrine sono ghiandole che secernono ormoni. Le ghiandole endocrine secernono fluidi negli ormoni, che fluiscono nel sangue e nella linfa. La linfa comprende la pineale, le tiroidi, le ghiandole surrenali e l'ipofisi. Il flusso sanguigno richiede la circolazione attraverso i vasi sanguigni. I vasi e il flusso sanguigno lavorano con la linfa, che è un fluido contenente cellule bianche. I globuli bianchi, insieme ad altre cellule, lavorano con i linfociti, che drenano i fluidi nei tessuti del corpo, distanziando i vasi e l'intero sistema linfatico. L'importanza di queste azioni è il processo che trasporta le cellule tumorali, i batteri e i virus, eliminandoli dal sistema. Se gli ormoni non funzionano correttamente, c'è il rischio di contrarre malattie.

Le ghiandole pituitarie costituiscono le ghiandole che influenzano la crescita dell'organismo. Le ghiandole si trovano vicino alla base del cervello. Le ghiandole pituitarie sono ghiandole più piccole, a forma di ovale. Le ghiandole pituitarie si collegano ai vertebrati. Si tratta della produzione di ormoni. Gli ormoni sono fondamentali per le ghiandole pituitarie, così come le ghiandole pituitarie sono fondamentali per gli ormoni, poiché le ghiandole pituitarie controllano gli ormoni e le altre ghiandole del corpo. Il controllo è essenziale perché influenza la crescita della struttura ossea. In questo modo, il controllo favorisce la stabilità del nostro metabolismo e la nostra maturità.

Le tiroidi possono danneggiare le cartilagini se ci sono problemi di funzionamento ormonale. Gli ormoni promuovono la secrezione di liquidi che raggiungono le tiroidi. Il processo si muove per promuovere le ghiandole, bilanciando gli ormoni del nostro corpo, le ghiandole e così via. Le tiroidi lavorano con le ghiandole endocrine, le cui radici, cioè il cervello e la spina dorsale o colonna vertebrale, si trovano vicino al confine del nostro collo. La produzione di ormoni continua, mentre si lavora per stabilire la tireotropina e gli ormoni trilodotionina, che compongono l'ormone stimolante la tiroide. Le ghiandole pineali poi secernono, influenzando gli ormoni.

Le ghiandole surrenali sono organi o muscoli che secernono gli ormoni. Le ghiandole endocrine superano il rene, così come le parti interne (midollas) di ogni ghiandola. L'azione provoca la secrezione di epinefrina e le parti esterne (corteccia) emettono steroidi.

Il metabolismo e gli steroidi sono influenzati dall'esercizio fisico e dalla dieta. L'epinefrina forma l'adrenalina, rilassando le vie respiratorie e restringendo i vasi sanguigni. L'adrenalina ha la funzione di rilassare le vie respiratorie e di restringere i vasi sanguigni. Se questa azione viene ostacolata, potresti perdere molto sangue o soffrire di asma.

L'adrenalina è indispensabile anche perché è una secrezione ormonale che lavora in armonia con le ghiandole surrenali. Se gli ormoni non vengono secreti correttamente dalle ghiandole surrenali, la pressione del sangue aumenta. La pressione aumenta la frequenza cardiaca, che agisce come un neurotrasmettitore. I neurotrasmettitori rispondono allo stress e al pericolo.

Il metabolismo è la nostra forza vitale, che è costituita da sostanze chimiche dinamiche. Pertanto, quando gli ormoni non sono in equilibrio, il metabolismo ne risentirà, riducendo l'energia. Tieni presente che sono disponibili integratori per aumentare il metabolismo e promuovere ormoni sani, ma è meglio evitare assunzioni illegali. Ora possiamo saperne di più sul bilanciamento da raggiungere.

IL BILANCIAMENTO PER SCOLPIRE I MUSCOLI

L'equilibrio è essenziale in tutti gli ambiti della vita. L'equilibrio ci dà stabilità. L'equilibrio ci ricorda che stiamo lavorando per raggiungere il successo. Diversi tipi di esercizi e piani alimentari possono aiutarti a raggiungere un fisico da urlo, ma se non li bilanci, entrambi lavoreranno contro di te. Le diete richiedono porzioni di grassi, fibre, proteine, carboidrati, minerali e altri tipi di nutrienti incorporati in un piano. Se non sei sicuro di ciò di cui hai bisogno nella tua dieta, dovresti consultare il tuo medico e chiedere consiglio.

L'esercizio fisico richiede allenamenti cardiovascolari, aerobici, di resistenza, di forza e di resistenza e così via. La prima cosa da fare è comunque fissare un obiettivo. Se ti poni l'obiettivo di assomigliare a qualcuno che hai visto in televisione, stai vanificando lo scopo, il significato, i piani e gli obiettivi. Lavora sempre per migliorare te stesso.

Devi anche bilanciare i tuoi obiettivi e i tuoi piani. L'equilibrio non solo ti darà stabilità, ma terrà sotto controllo il tuo equilibrio e ti fornirà una bilancia per monitorare i tuoi risultati. L'equilibrio ti aiuterà a valutare spesso i tuoi allenamenti e la tua dieta per assicurarti di essere in regola. Man mano che ti alleni e segui una dieta, imparerai a calcolare e a totalizzare i tuoi risultati settimanalmente. Per aiutarti a iniziare, ti forniremo alcuni consigli utili per la dieta e per l'allenamento.

Quando bruci i grassi, assicurati di concentrarti sui grassi sottocutanei e sui grassi saturi. Bilanciare i grassi sottocutanei ti aiuterà a regolare il cuore, i reni, la pelle, il peso, il fegato e così via. I grassi saturi appesantiscono l'organismo, in quanto i grassi in eccesso inondano diverse funzioni del corpo. Per questo motivo, è bene ridurre al minimo l'assunzione di grassi saturi durante una dieta equilibrata. Inoltre, è bene tenere sotto controllo l'assunzione di colesterolo, poiché può indurire le arterie e portare a malattie uditive. Le carni organizzate, come il fegato e/o il cuore e il tuorlo d'uovo, sono quelle con il maggior contenuto di colesterolo.

Un'alimentazione corretta può includere diete ad alto contenuto di fibre. Le diete ad alto contenuto di fibre contribuiscono a ridurre le malattie. Devi includere nel tuo piano giornaliero un quantitativo di 40 grammi o meno di fibre. Farina d'avena, carote, mais, crusca d'avena, agrumi, mele, piselli, fagioli e altri alimenti dietetici possono fornirti una dieta ad alto contenuto di fibre.

Hai anche bisogno di una dieta bilanciata di vitamine e minerali per mantenerti in salute e per ottenere un fisico da urlo.

Anche diversi esercizi possono aiutarti a ottenere un fisico da urlo. Anche in questo caso, devi includere nella tua routine di allenamento esercizi di resistenza, di forza e di aerobica. L'aerobica è uno degli allenamenti più importanti che spesso viene trascurato. L'aerobica favorisce la salute del cuore e aumenta l'energia e la resistenza.

L'allenamento aerobico preferito è la danza aerobica. Se decidi di praticare l'aerobica da ballo, non solo otterrai il fisico da urlo che desideri, ma imparerai anche nuovi passi di danza.

Prima di iniziare, devi pianificare e fissare degli obiettivi. Se non hai i soldi per andare in palestra, non preoccuparti perché puoi raggiungere un fisico da urlo anche a casa. Puoi andare in bicicletta, pattinare, giocare a tennis, baseball, pallavolo, basket, calcio o camminare a casa. Puoi anche fare jogging, correre, nuotare e fare altri esercizi a casa. Uno dei vantaggi dell'aerobica è che puoi acquistare video a basso costo e lavorare a fianco degli istruttori, il tutto nella comodità di casa tua. Tuttavia, se ti alleni a casa, in palestra o a casa di amici, devi concentrarti sull'equilibrio. Il risultato finale è quello di apprendere una serie di informazioni che ti aiuteranno a determinare la tua direzione.

UNA SERIE DI INFORMAZIONI SU COME SCOLPIRE I MUSCOLI

Nel corso dei secoli, le persone hanno raccontato come raggiungere le massime prestazioni nell'allenamento, come scolpire i muscoli e come ottenere un fisico mozzafiato. Alcune delle informazioni che hai letto possono averti portato nella giusta direzione, mentre altre ti hanno portato fuori strada. Probabilmente hai sentito gli autori affermare le loro informazioni, il che ti ha portato a credere che la loro scelta di esercizio e dieta fosse la soluzione giusta. Ebbene, ora stai leggendo un altro articolo su come ottenere un fisico da urlo e scolpire i muscoli, probabilmente sperando che questa sia la scelta giusta tra le informazioni a tua disposizione. Il fatto è che nessuno può davvero dirti cosa è giusto per te. Permettere a qualcun altro di scegliere i tuoi piani di allenamento e di dieta significa solo chiedere a qualcun altro di fare il lavoro per te.

Il fatto è che il tuo corpo parla. Il tuo corpo ti dirà cosa è giusto e cosa è sbagliato se gli permetti di parlare. Quando inizi ad allenarti, ad esempio con esercizi di stretching, e il tuo corpo avverte sensazioni di bruciore, dolore o altre sensazioni indesiderate, allora il tuo corpo ti sta dicendo che stai facendo gli esercizi sbagliati o che stai eseguendo l'esercizio in modo scorretto. Tutto ciò che un autore può fare è indicarti i tipi di esercizi, i piani alimentari e i tipi di macchinari a tua disposizione.

Se vuoi imparare a costruire un fisico mozzafiato, ti invito a leggere di più sui tipi di corpo, sui nutrienti, sull'allenamento e così via per scoprire cosa ciascuno può fare per te. Alcuni autori possono consigliare un tipo di esercizio, ma non è detto che l'esercizio funzioni a tuo favore. Allo stesso modo, gli autori possono indicarti un piano alimentare adatto, ma che potrebbe non funzionare per il tuo tipo di corpo.

La corporatura gioca un ruolo importante nel decidere la direzione da prendere. Uno dei più grandi fallimenti al mondo deriva dalla mancanza di conoscenza e comprensione. Ad esempio, se non sai chi sono i tuoi antenati, spesso sentirai un senso di vuoto e così via. Allo stesso modo, se non conosci la direzione da seguire nell'esercizio fisico e nella dieta, ti sentirai perso. Di conseguenza, se vuoi ottenere un fisico da urlo scolpendo i muscoli, devi iniziare con l'apprendimento. Mentre impari, però, tieni presente che la maggior parte del materiale scritto ti fornisce solo consigli. Ciò che può funzionare per me, potrebbe non funzionare per te. Tuttavia, io posso eseguire una serie di allenamenti che mi consentiranno di ottenere i massimi risultati e anche tu puoi eseguire gli stessi allenamenti e raggiungere risultati positivi. Tenendo conto di questo, possiamo prendere in considerazione gli allenamenti che potrebbero aiutarti a raggiungere il tuo obiettivo di scolpire i muscoli e ottenere un fisico straordinario. La cosa più importante da tenere a mente è che ti stai allenando per migliorare te stesso, piuttosto che per essere come qualcun altro.

Tipi di allenamento:
Allenamento della forza
Allenamento di resistenza
Allenamento di resistenza progressivo
Allenamento con i pesi

Esercizi di allungamento
Aerobica
Anaerobica
Routine balistica
Routine statica
Allenamenti Henley
Routine Powerhouse di Pilates
Danza Aerobica
Danza
Allenamento di resistenza
Allenamenti cardio

Esercizio:
Camminare
Jogging
Sprint
Pattinaggio
Corsa
Bicicletta
Sci
Danza
Golf
Pallacanestro, baseball, pallavolo, hockey e tennis, palla da corsa,

Come puoi vedere, sono disponibili molti tipi di esercizi che possono aiutarti a scolpire i muscoli e a ottenere un fisico da urlo. Se sei in grado di gestire la danza aerobica, consiglio questi passi aerobici a chi desidera scolpire il corpo. La danza aerobica, nel corso dei secoli, ha migliorato la vita delle persone donando loro un fisico da urlo e prevenendo i problemi di salute. Scopri di più ora!

CONCLUSIONI

Se vuoi un fisico da urlo, muscoli scolpiti o un corpo massiccio, devi seguire un regime di allenamento e una dieta che ti permettano di ottenere risultati. Tuttavia, è necessario avere equilibrio, resistenza, forza di volontà e volontà di sopportare le fatiche dell'esercizio fisico e della dieta. Una volta iniziato l'allenamento e la dieta, devi continuare senza sosta. Anche se hai novant'anni, dovrai continuare a seguire la dieta e l'allenamento. In questa relazione abbiamo discusso molti aspetti del raggiungimento di un fisico da urlo; speriamo che tu abbia imparato dalle informazioni che ti sono state fornite e che tu faccia tesoro delle informazioni che possono aiutarti a raggiungere i tuoi obiettivi e le utilizzi a tuo vantaggio.